クスリごはん
ゆるゆる漢方

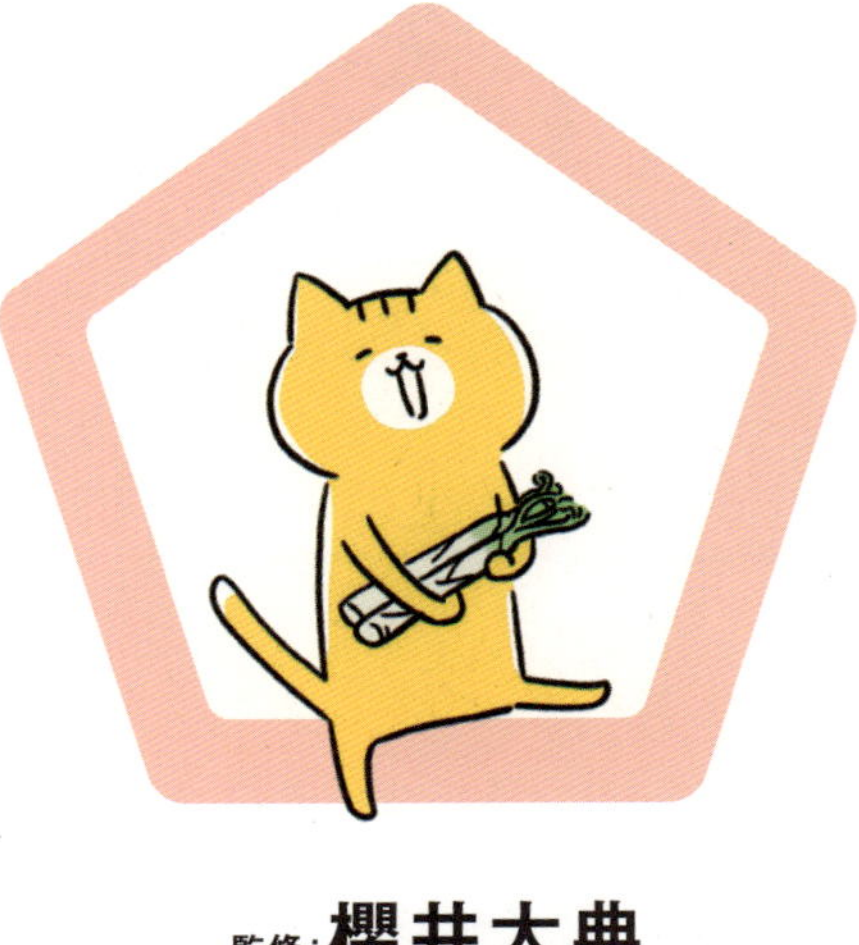

監修：櫻井大典
絵：ねこまき（にゃんとまた旅）

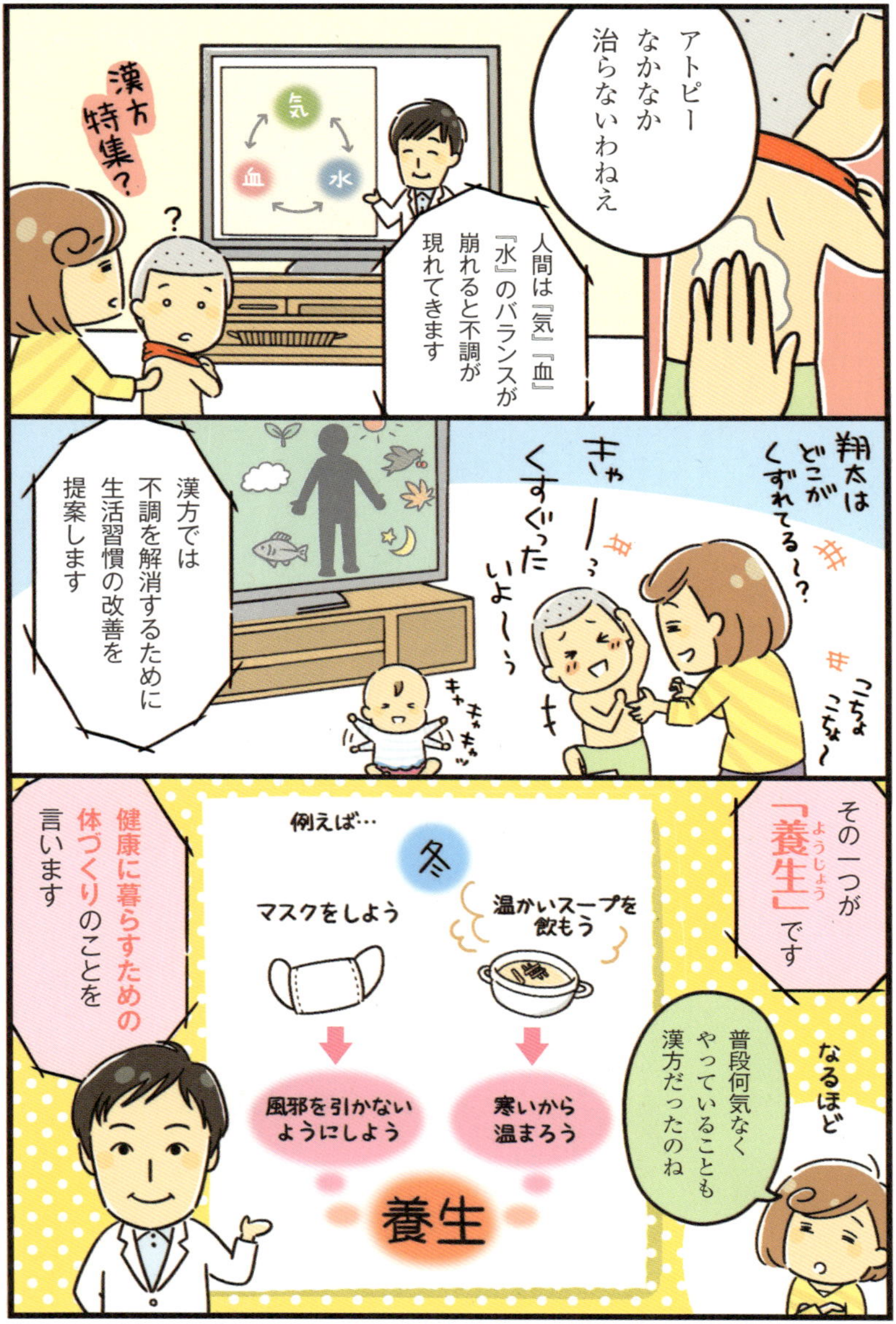
アトピー
なかなか
治らないわねえ
漢方特集?
?
気
血
水
人間は『気』『血』『水』のバランスが崩れると不調が現れてきます
翔太はどこがくずれてる〜?
きゃ〜っ
くすぐったいよ〜ぅ
こちょこちょ〜
漢方では不調を解消するために生活習慣の改善を提案します
その一つが「養生《ようじょう》」です
健康に暮らすための体づくりのことを言います
例えば…
冬
マスクをしよう
温かいスープを飲もう
風邪を引かないようにしよう
寒いから温まろう
養生
なるほど
普段何気なくやっていることも漢方だったのね

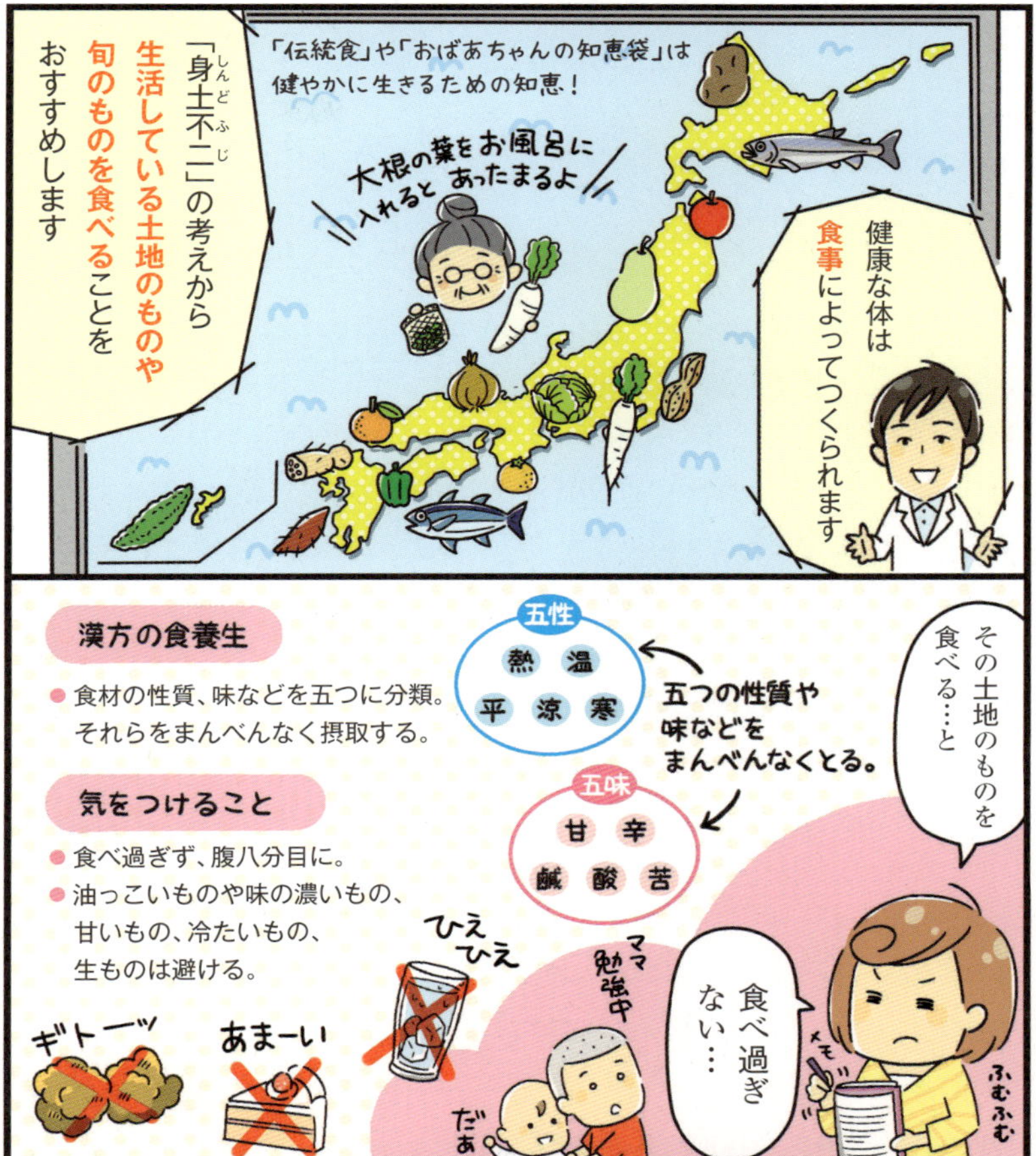
健康な体は食事によってつくられます
「伝統食」や「おばあちゃんの知恵袋」は健やかに生きるための知恵！
大根の葉をお風呂に入れると あったまるよ
「身土不二《しんどふじ》」の考えから生活している土地のものや旬のものを食べることをおすすめします
その土地のものを食べる…と
漢方の食養生
食材の性質、味などを五つに分類。それらをまんべんなく摂取する。
五性
熱 温 平 涼 寒
五つの性質や味などをまんべんなくとる。
五味
甘 辛 鹹 酸 苦
気をつけること
食べ過ぎず、腹八分目に。
油っこいものや味の濃いもの、甘いもの、冷たいもの、生ものは避ける。
ひえひえ
ギトーッ
あまーい
食べ過ぎない…
メモ
ふむふむ
ママ勉強中
だぁっ
体質によっても違うって言ってたよね
調べてみよーっと
18:10
あなたはどのタイプ？
体質チェック表
●気虚
おっ!!
翔太のも見てみなきゃ
14ページから体質チェックだよっ!!

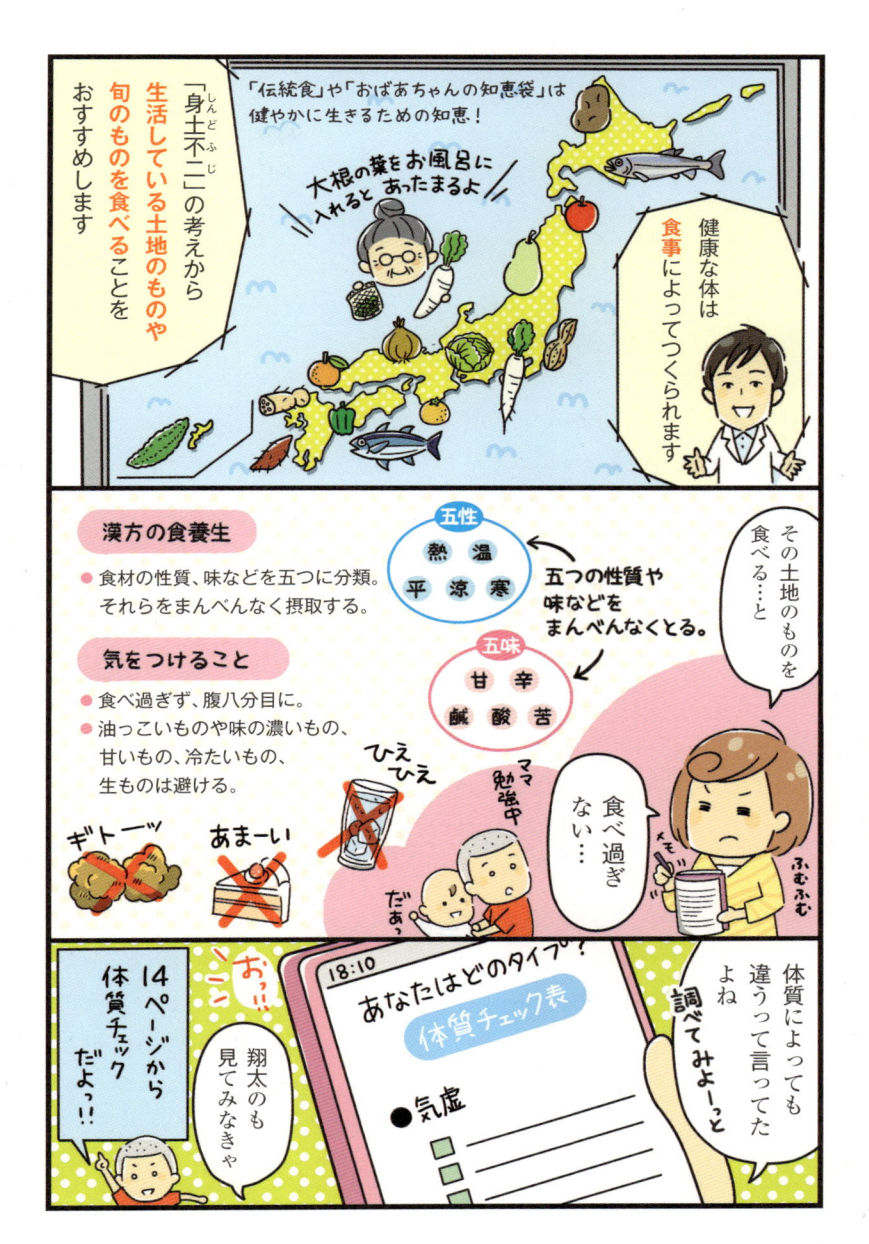

もくじ

第９章　産後の悩み

第10章　こっそり治したい

- 本書で紹介している食品は、それぞれ健康維持・病気予防に役立つ栄養成分を持っていますが、薬品ではありません。症状がひどい場合は、必ず医師や病院に相談してください。
- 本書のレシピは、体質に合っている場合は有効に働きますが、特定の食材ばかりを過剰に摂取しても、疾病が治癒したり、より健康が増進したりするものではありません。食材はバランス良く摂りましょう。

登場人物紹介

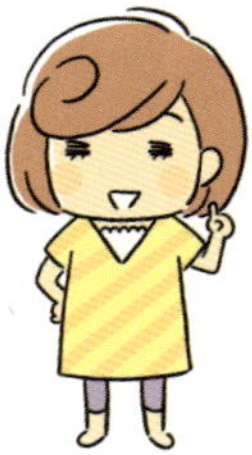

ヨーコ

子どもに甘めなやさしいママ。息子・翔太のアトピー性皮膚炎改善のために漢方を取り入れ始め、ただいま勉強中。

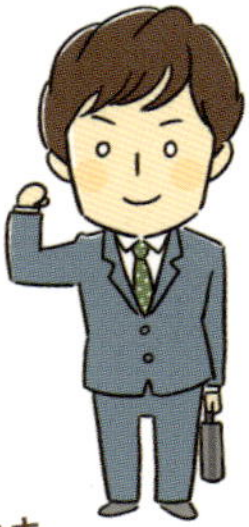

ナオキ

家族大好きな元気なパパ。趣味は筋トレ。暇さえあればトレーニングをしている。

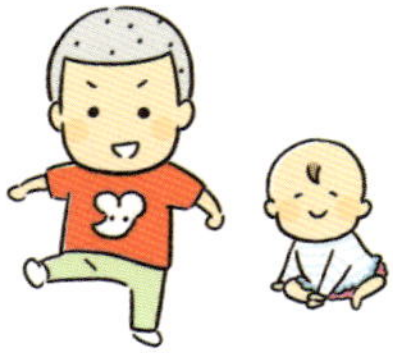

(長男) 翔太・(長女) ゆいな

パパが大好きなわんぱく少年・翔太。アトピー性皮膚炎があり、鼻血をよく出す。妹のゆいなの言葉がわかる。

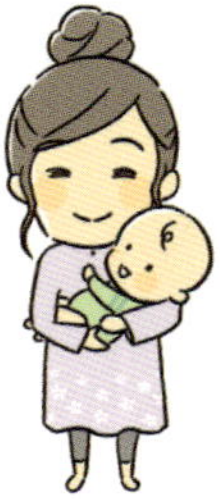

アサちゃん

ヨーコが乳児健診で知り合った可愛いママさん。息子はユウタくん。ゆいなと同い年。

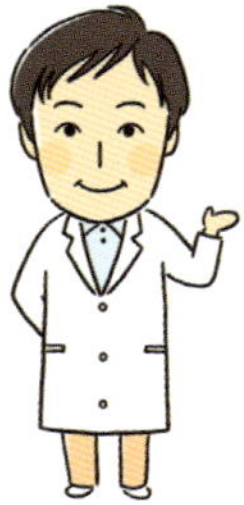

櫻井大典先生

SNSで人気のゆるゆる漢方家。わかりやすい養生解説にファンも多い。

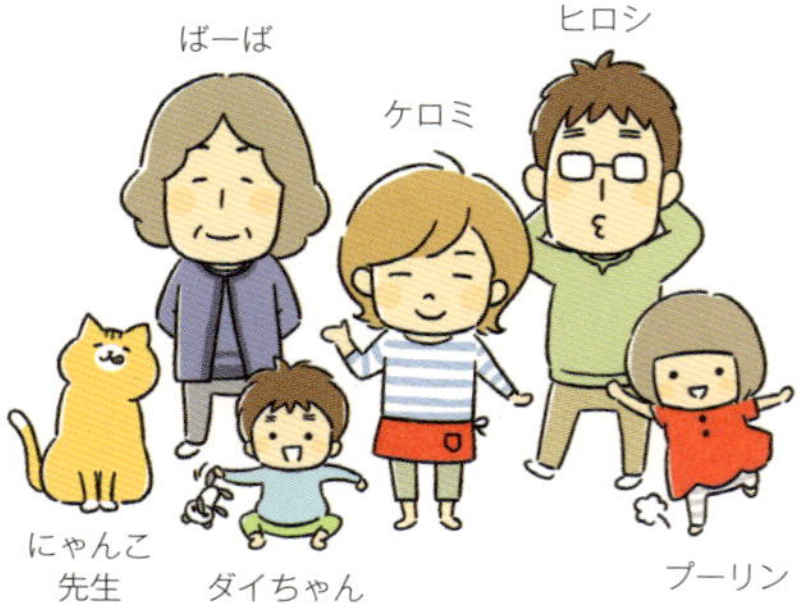
ばーば
ヒロシ
ケロミ
にゃんこ
先生
ダイちゃん
プーリン

ケロミ一家

健康オタクなヨーコの親族。
ケロミ（ヒロシの妻）、ヒロシ（ヨーコの兄）
ばーば（ヨーコの母）
プーリン（ケロミの娘。翔太と同い年）
ダイちゃん（プーリンの妹）
にゃんこ先生（つまみ食いが得意な猫）

漢方ってなぁに？

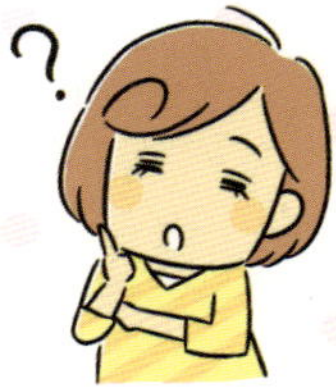

漢方は日本の伝統医学

かつて漢方は、「漢の国からやってきた医学」という意味で、蘭方《らんぽう》という西洋医学（オランダ医学）に対して使われていました。

漢方は中医学※がベースになっていますが、日本は鎖国をしていたため、その間は中医学として発展することなく、日本で独自の進化を遂げました。

漢方は、人間も自然の一部であると考え、その人が持つ自然治癒力を高めることで、病気の治療や予防をします。

本書では、中医学（中国伝統医学）の理論を含めて、便宜上、すべて「漢方」として解説していきます。

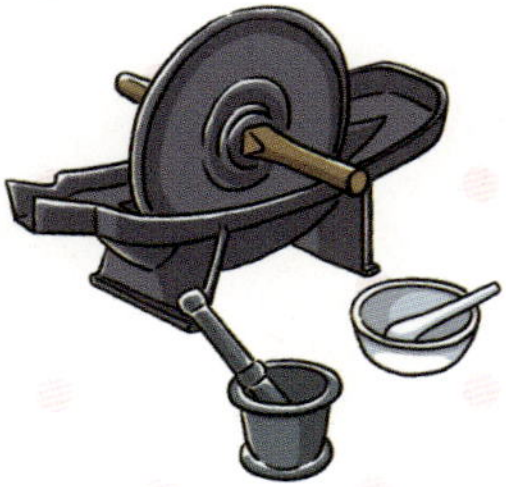

※中医学…中国伝統医学を整理・統合した医学体系のこと。生薬（草根木皮、虫、動物など、自然界にあるもの）を原料にした生薬医学とその理論を用いる。中医学の治療法には、食べ物を使った薬膳や食療、マッサージでよく行われる推拿（すいな）、針を使う鍼灸がある。

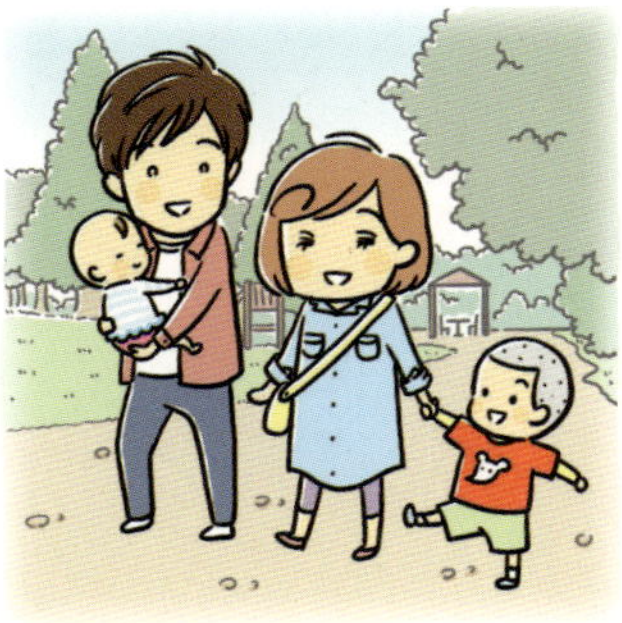

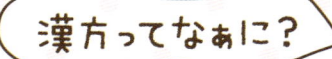

養生で健康に生きる

漢方の考えの一つに「養生」があります。養生とは、食事や運動、睡眠などにおいて気をつけるべき行動のことです。日常的に取り組むことで病気を予防し、健康な体を維持します。

「未病《みびょう》」を改善する

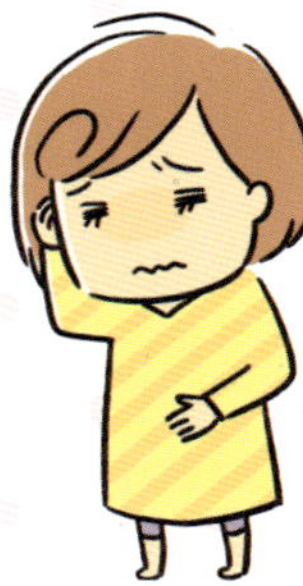

漢方治療の一つに、「病気ではないが、なんだか調子が悪い」という未病の改善があります。未病とは、放置しておくと病気になるかもしれない状態のことです。病気に発展する前に適切に対処できるよう体質を調べ、それぞれに合った対応をしていきます。自分の体質をチェックし（→ P14 ～）、自分に合った対処方法を見つけましょう。

体を巡る「気・血・水」

「気・血・水」は人の体を構成する要素のことです。それぞれが深くかかわり合って、体内を巡っています。これらのバランスがうまくとれていれば健康な状態です。「気・血・水」は食事や生活の悪習慣が続くと崩れてしまうため、養生などで整えていきます。

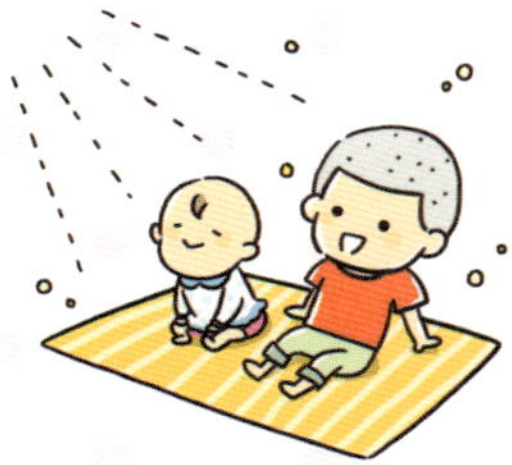

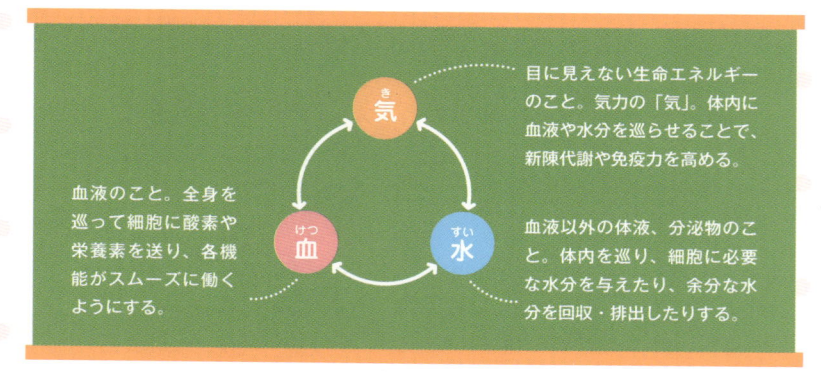

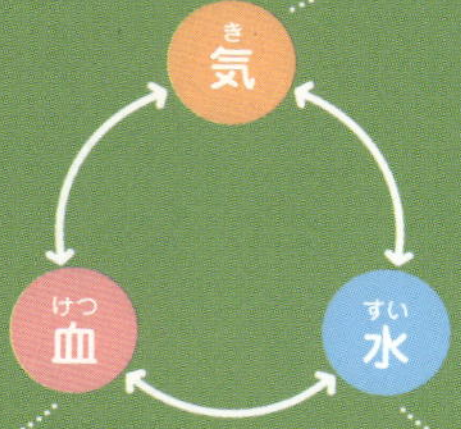

目に見えない生命エネルギーのこと。気力の「気」。体内に血液や水分を巡らせることで、新陳代謝や免疫力を高める。

血液のこと。全身を巡って細胞に酸素や栄養素を送り、各機能がスムーズに働くようにする。

血液以外の体液、分泌物のこと。体内を巡り、細胞に必要な水分を与えたり、余分な水分を回収・排出したりする。

五行とは臓器のこと

五行とは森羅万象を５つに分類した哲学ですが、漢方では、人は自然界の一部であると考えて人体を５つに分類し、その生理に沿って五行に当てはめています。

その当てはめた体の部位を「五臓」と言います。五臓六腑の「五臓」のことです。文字としては帰経《きけい》（→ P13）と同じですが、帰経は作用する部位を示し、五臓は体の機能を表すものになります。

五行は、それぞれが関係しながらバランスを保っています。木は火を生み、火は土を生むというように生み出していく関係を「相生《そうせい》」、木は土を抑え、土は水を抑えるというように抑制する関係を「相克《そうこく》」と言います。

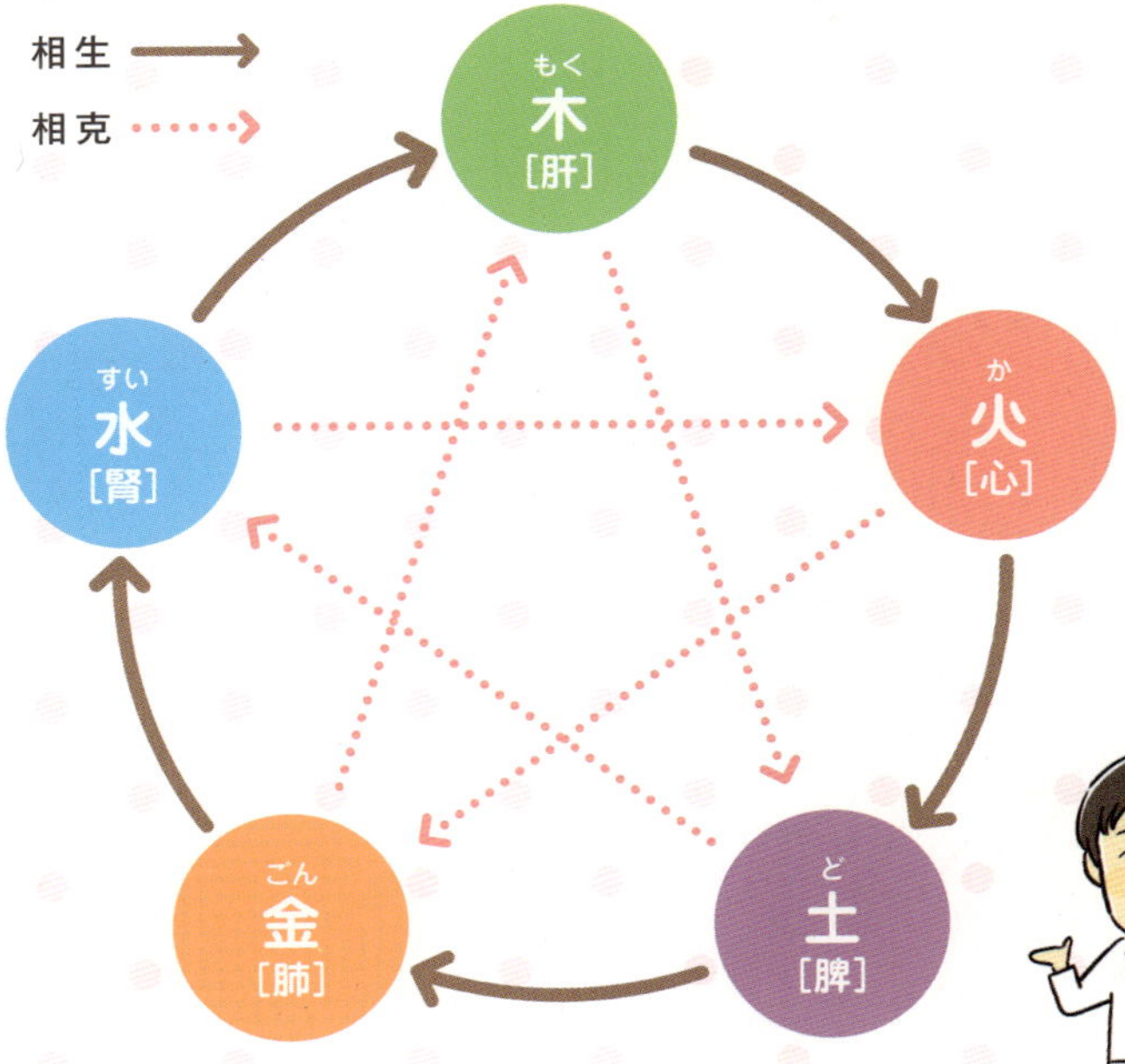

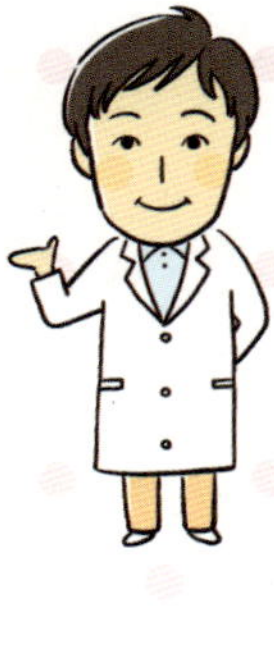

五行…木・火・土・金・水　五臓…肝・心・脾・肺・腎

食材の効能をうまく取り入れる

漢方では、食べ物の特性を「五味《ごみ》」「五性《ごせい》」「帰経《きけい》」という分類で見ていきます。この分類により体質や症状に合った食材や生薬を選び出し、治療や健康維持に用います。

五味（ごみ）

食べ物には「酸・甘・辛・鹹《かん》・苦」の５つの味があり、それぞれが人間の内臓と深くかかわっているという考え方。味は１食材に１つというわけではなく、複数あることもあります。

五味	作用	効能	食材例
酸《さん》	収れん作用	●汗を抑える、鼻水を止めるなど、排泄物を体内に留める	梅、かりん、レモン など 
甘《かん》	滋養強壮 鎮痛・緩和作用	●栄養を補給して疲れを取る ●痛みを和らげる、緊張をほぐす	かぼちゃ、ほうれん草、さつまいも など
辛《しん》	発汗・発散作用	●汗を出す、体を温める ●血の循環を良くする	しょうが、にんにく、パセリ など
鹹《かん》	排出作用	●便秘の解消、しこりをほぐすなど、固いものを体外に排出する ●成長、生殖に影響を及ぼす	いか、昆布、あさり など 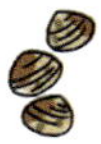
苦《く》	排泄作用 消炎作用	●余分な熱を取る ●不要物を排泄させる	ゴーヤー、みょうが、オクラ など

五性（ごせい）

食べ物には、体を温めたり、冷やしたりする性質があるという考え方。
温度別に、「寒・涼・平・温・熱」と分類されています。

五性	性質	効能	食材例
寒《かん》	体を冷やし、体内の余分な熱を取る	興奮をしずめる ほてり・のぼせを緩和する	たこ、かに、ゴーヤー、なす、すいか、ひじき など
涼《りょう》	寒ほど作用は強くないが、体内の余分な熱を取る	ほてり・のぼせを緩和する	豆腐、トマト、小松菜 など 
平《へい》	体を冷やし過ぎず、温め過ぎない	穏やかな性質のため、持続して摂っても問題なし	さんま、いか、ゆり根、米、じゃがいも、やまいも など
温《おん》	体内を温める	新陳代謝を高める	いわし、ねぎ、さくらんぼ など
熱《ねつ》	温より強い作用で体内を温める	血行を促進する 新陳代謝を高める	羊肉、シナモン、とうがらし など

帰経（きけい）

食べ物が影響を与える臓器や機能を分類したものです。臓器の名称と同じ漢字が使われていますが、臓器そのものを示しているわけではなく、その周辺部位や機能も含んでいます。

帰経	作用する機能	関連する部位・感情	食材例
肝《かん》	自律神経、運動神経、視覚、情緒面	胆、目、筋、爪、怒	うなぎ、ほうれん草、桃 など 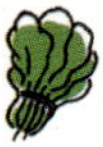
心《しん》	血液循環、精神面	小腸、舌、脈、顔面、喜	牡蠣、れんこん、小豆 など
脾《ひ》	消化機能、水分代謝	胃、口、肉、唇、思	ねぎ、鮭、栗、梨 など
肺《はい》	呼吸機能、免疫力	大腸、鼻、皮膚、体毛、悲	玉ねぎ、のり、あんず など
腎《じん》	排泄機能、成長·発育、ホルモン分泌	膀胱、耳、骨、髪、恐	あさり、うなぎ、キャベツ、くるみ、ぶどう など

体質チェック＆体質解説

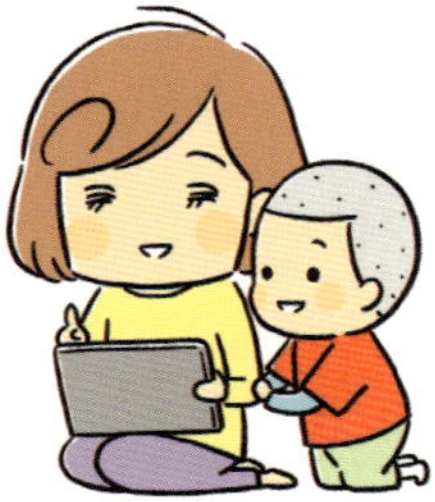

当てはまるものにチェックをつけてください。３つ以上チェックがついたものがあなたの体質です。複数当てはまることもありますので、それぞれ見てください。

「いつもと体調が違うな」と思った時にチェックし直してください。「今」の自分の体調に合った食材やレシピを探すヒントになります。

気滞（きたい）

…▸ P17

- □ 胃もたれがある
- □ 頭痛がする
- □ よくげっぷが出る
- □ よくおならが出る
- □ 便秘と下痢を繰り返しがち
- □ 食欲にムラがある
- □ 不規則な生活である
- □ 気分が落ち込みやすい
- □ 怒りっぽい
- □ 月経前は体調が悪くなる

気虚（ききょ）

…▸ P16

- □ 疲れやすい
- □ だるさがある
- □ よくめまいがする
- □ 手足が冷える
- □ 汗をかきやすい
- □ 息切れをしやすい
- □ 風邪を引きやすい
- □ 下痢になりやすい
- □ あまり食欲がない
- □ 朝なかなか起きられない

瘀血（おけつ）

···▶ P19

- □ 顔色が悪い
- □ くまがある
- □ 頭痛がある
- □ 肩こりがある
- □ 手足が冷える
- □ 肌荒れがある
- □ あざができやすい
- □ しみ・そばかすがある
- □ 月経時にレバー状の塊が出る
- □ ひどい月経痛がある

血虚（けっきょ）

···▶ P18

- □ 目が疲れやすい
- □ 顔色が悪い
- □ 爪が欠けやすい
- □ 髪に艶がなく、細く抜けやすい
- □ 肌が薄く、乾燥している
- □ よく立ちくらみがする
- □ 動悸・息切れがする
- □ 筋肉が痙攣《けいれん》する
- □ 眠りが浅い
- □ 経血量が少ない

痰湿（たんしつ）

···▶ P21

- □ 全身が重くだるい
- □ 時々痰が絡む
- □ むくみやすい
- □ 胃のあたりでぽちゃぽちゃと音がする
- □ 雨の日は体調が悪い
- □ 太っている
- □ 甘いものが好き
- □ めまいや動悸がする
- □ 肌がたるみやすい
- □ 頻尿ぎみである

陰虚（いんきょ）

···▶ P20

- □ 頬が赤い
- □ 肌や髪がパサつく
- □ 微熱がある
- □ 空咳がよく出る
- □ のぼせやすい
- □ 口や喉が乾く
- □ 手足がほてる
- □ コロコロ便が出る
- □ よく寝汗をかく
- □ 冷たい飲み物をよく飲む

気《き》虚《きょ》タイプ

気が不足している状態

気力が低下しており、体調を崩しやすい。

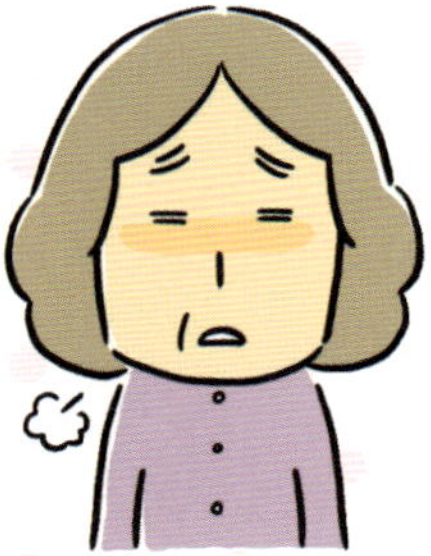

よく見られる不調

疲労感、倦怠感、風邪、花粉症、胃もたれ

食事で気をつけること

- バランスの良い食事
- 消化吸収の良いものを食べる
- 火が通った温かい料理を食べる
- ホクホクしたものを食べる
  （かぼちゃ、いもなど）

＼おすすめ食材／

かぼちゃ
豆腐
やまいも
米

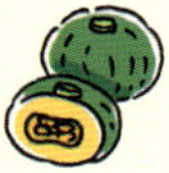

えび
砂肝
紅茶

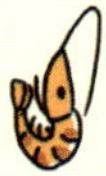

生活で気をつけること

- ストレスを避ける
- 早寝早起きをする
- しっかり休息をとる
- 消化に良いものを食べ、
  油っこいものは避ける
- ゆったりした動きの運動をする
  （ストレッチ、ヨガなど）
- 発汗を促すことを避ける
  （長風呂、岩盤浴、ホットヨガなど）

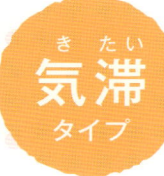

気《き》滞《たい》タイプ

気の巡りが悪い状態

自律神経系をうまくコントロールできなくなり、イライラや不安、不眠などの症状が現れやすい。

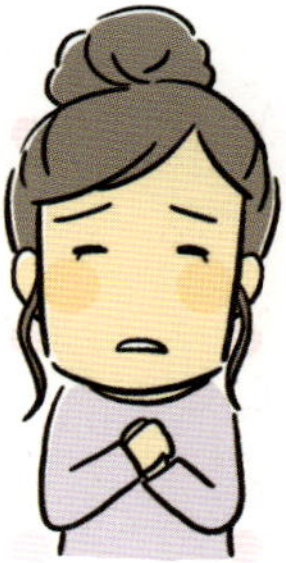

よく見られる不調

自律神経失調症、イライラ、不安、憂うつ、片頭痛、体の側面に張ったような痛み、げっぷ、肌荒れ、吐き気

食事で気をつけること

- 消化吸収の良いものを食べる
- 酸味を摂る
- 香りの良い野菜を取り入れる
- 辛いもの、お酒の飲み過ぎに注意

おすすめ食材

梅
ゆり根
かぶ
春菊

パセリ
ミント
みかん

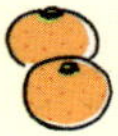

生活で気をつけること

- ストレスをためない
- イライラしない（リラックスする）
- 良い香りをかぐ
（アロマキャンドル、ボディローションなど）
- よく笑う
- ストレッチをする
- 深呼吸をする

血虚《けっきょ》タイプ

血が足りない状態

消化吸収力が低下し体全体の栄養が不足しているため、肌が乾燥し、顔色も悪くなりやすい。

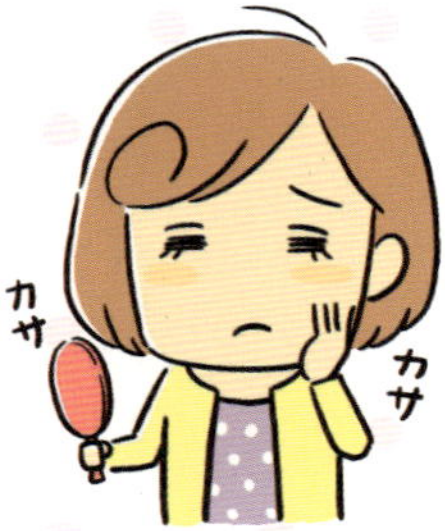

よく見られる不調

乾燥肌、吐き気、イライラ、不安、不眠、眼精疲労、動悸、息切れ

食事で気をつけること

- 主菜に「平性」「温性」の食材（レバー、牡蠣、うずらの卵など）を取り入れ、自然な「甘味」と「酸味」を持つ食材（ナツメ、クコの実、ブルーベリー、レーズン、プルーンなど）も摂る
- 毎日、なるべく同じ時間に食事を摂る
- 黒い食材（黒豆、黒きくらげなど）や赤い食材（トマト、にんじんなど）を摂る

おすすめ食材

黒ごま
ほうれん草
レバー
豆乳
クコの実
プルーン

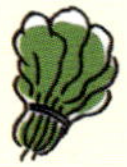

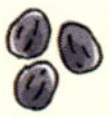

生活で気をつけること

- 規則正しい生活を送る
- 朝食はきちんと食べる
- スマホやテレビはほどほどにする
- 激しい運動は避け、軽めの運動をする
- 長風呂や熱過ぎる風呂は避ける

瘀血《おけつ》タイプ

血の巡りが悪い状態

運動不足や冷え、ストレスなどにより血流が滞り、肩こりや目のくまなどが起こりやすい。

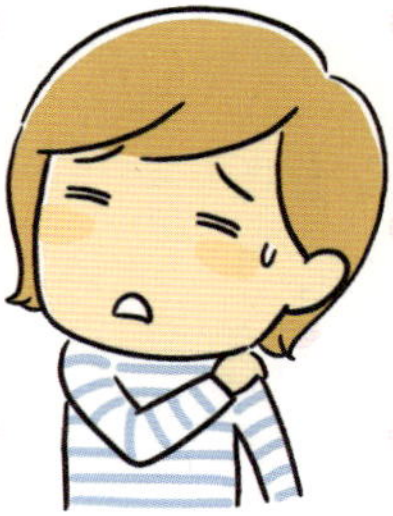

よく見られる不調

肩こり、関節痛、頭痛、足のつり、冷え、のぼせ、目のくま、月経痛

食事で気をつけること

- 「温性」「熱性」「辛味」を多めにする（玉ねぎ、にんにく、羊肉など）
- 主菜は肉を避け、できるだけ魚（いわし、さんま、あじなど）を摂る
- さまざまな食材をまんべんなく食べる
- 体を冷やさない
- 動物性脂肪、冷たいものは避ける

おすすめ食材

よもぎ
べに花
うなぎ

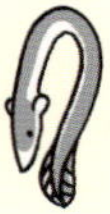

かつお
黒酢
シナモン

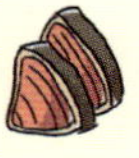

生活で気をつけること

- 体を冷やさない
- 血行を促す運動をする（ストレッチ、マッサージなど）
- 入浴時は、シャワーだけですませず、湯船につかる

陰虚《いんきょ》タイプ

潤いが足りない状態

体内に熱がこもり、体の水分が蒸発していくため、肌や喉が乾燥しやすい。

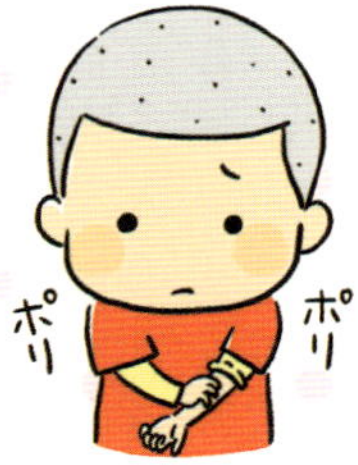

よく見られる不調

乾燥肌、口渇、空咳、便秘、微熱、のぼせ、ほてり

食事で気をつけること

- 「平性」「涼性」や自然な「甘味」「酸味」を持つ食材（トマト、梨、メロン、レモン、きゅうり、白菜など）を摂る
- 水分を摂り過ぎない
- 辛いもの、熱いものを避ける

おすすめ食材

ゆり根
松の実
あさり

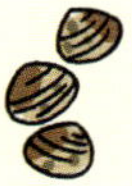

梨
レモン
いちご

生活で気をつけること

- 保湿を心がける
- 夜ふかしせず、その日のうちに寝るようにする
- 適度な運動をする（ジョギング、ストレッチなど）
- ストレスや疲労はその日のうちに解消する

痰湿《たんしつ》タイプ

水の巡りが悪く、滞っている状態

体が重だるく感じることが多く、雨の日は体調を崩しやすい。肥満ぎみで、体脂肪率が高め。

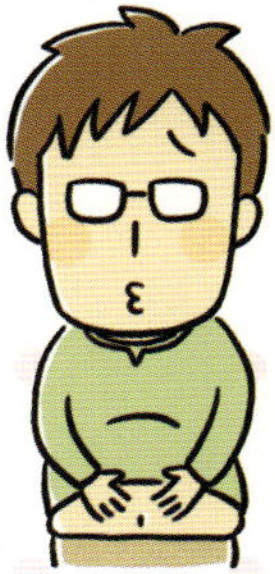

よく見られる不調

軟便、下痢、関節炎、リウマチ、頭が重い、吐き気、めまい、痰、むくみ

食事で気をつけること

- 食物繊維が豊富な食材を取り入れる
- 水分を摂り過ぎない
- 生もの、甘いもの、冷たい食べ物を避ける
- 温かい飲み物を飲む

おすすめ食材

もやし
しそ
しょうが

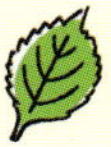

のり
鶏肉
さくらんぼ

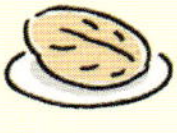

生活で気をつけること

- 毎日の運動で老廃物を排出する
- 汗をしっかりかく
- 運動の後はしっかり休息する
- 喫煙を控える
- 新陳代謝を上げる
- 湯船につかる
- 甘い飲み物を避ける

本書の使い方

本書では、中医学（中国伝統医学）の理論を含めて、便宜上、すべて「漢方」として解説しています。

おすすめ体質

このレシピを活用してほしい体質を紹介。

気になる不調の解説

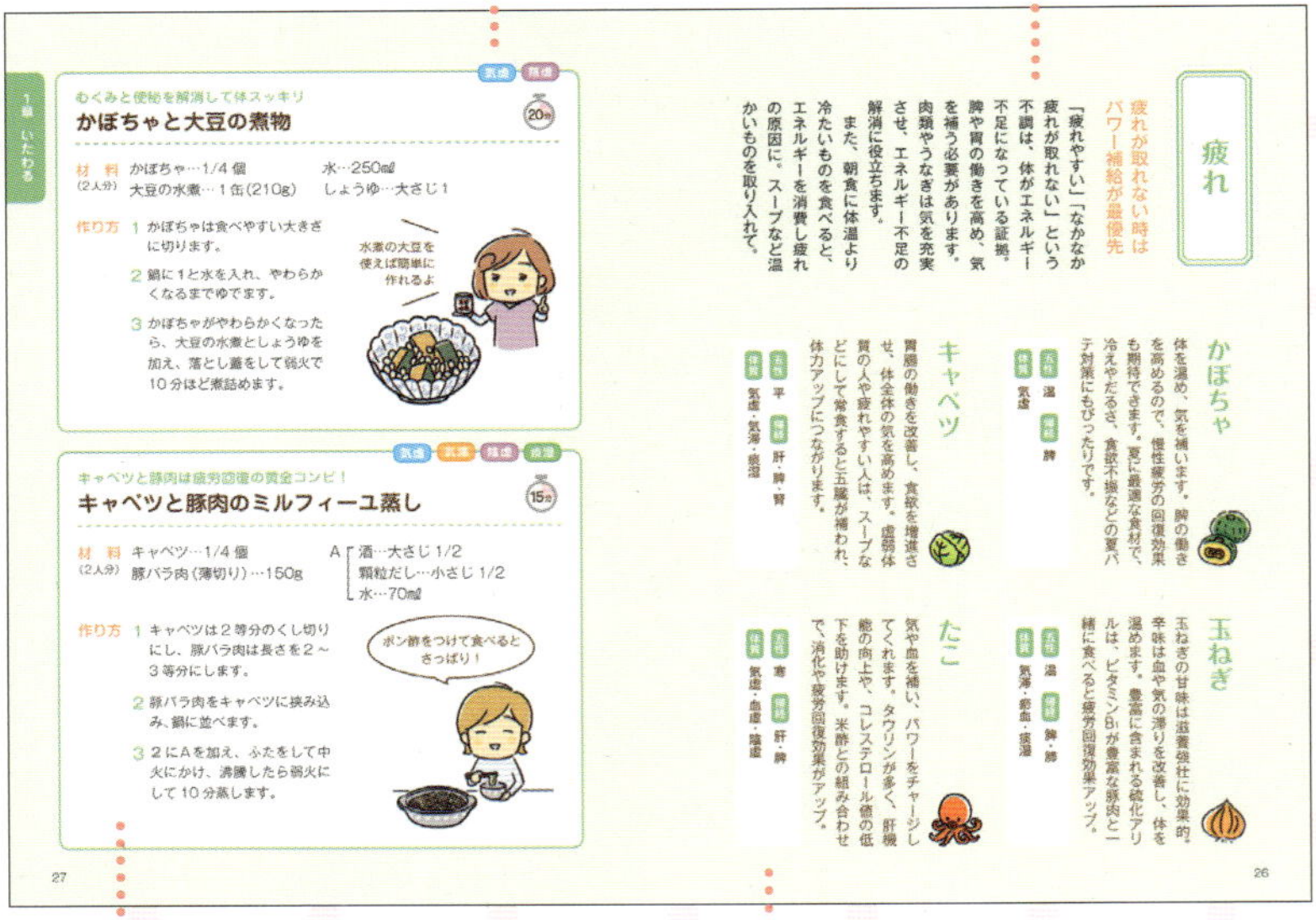

疲れ

疲れが取れない時はパワー補給が最優先

「疲れやすい」「なかなか疲れが取れない」という不調は、体がエネルギー不足になっている証拠。脾や胃の働きを高め、気を補う必要があります。肉類やうなぎは気を充実させ、エネルギー不足の解消に役立ちます。
また、朝食に体温より冷たいものを食べると、エネルギーを消費し疲れの原因に。スープなど温かいものを取り入れて。

かぼちゃ

体を温め、気を補います。脾の働きを高めるので、慢性疲労の回復効果も期待できます。夏に最適な食材で、冷えやだるさ、食欲不振などの夏バテ対策にもぴったりです。

温 脾 気虚

玉ねぎ

玉ねぎの甘味は滋養強壮に効果的。辛味は血や気の滞りを改善し、体を温めます。豊富に含まれる硫化アリルは、ビタミンB1が豊富な豚肉と一緒に食べると疲労回復効果アップ。

温 脾・肺 気滞・瘀血・痰湿

キャベツ

胃腸の働きを改善し、食欲を増進させ、体全体の気を高めます。虚弱体質の人や疲れやすい人は、スープなどにして常食すると五臓が補われ、体力アップにつながります。

平 肝・脾・腎 気虚・気滞・痰湿

たこ

気や血を補い、パワーをチャージしてくれます。タウリンが多く、肝機能の向上や、コレステロール値の低下を助けます。米酢との組み合わせで、消化や疲労回復効果がアップ。

寒 肝・脾 気虚・血虚・陰虚

26

むくみと便秘を解消して体スッキリ

かぼちゃと大豆の煮物

20分

材料（2人分）かぼちゃ…1/4個 大豆の水煮…1缶（210g） 水…250㎖ しょうゆ…大さじ1

作り方
1 かぼちゃは食べやすい大きさに切ります。
2 鍋に1と水を入れ、やわらかくなるまでゆでます。
3 かぼちゃがやわらかくなったら、大豆の水煮としょうゆを加え、落とし蓋をして弱火で10分ほど煮詰めます。

水煮の大豆を使えば簡単に作れるよ

キャベツと豚肉は疲労回復の黄金コンビ！

キャベツと豚肉のミルフィーユ蒸し

15分

材料（2人分）キャベツ…1/4個 豚バラ肉（薄切り）…150g A［酒…大さじ1/2 顆粒だし…小さじ1/2 水…70㎖

作り方
1 キャベツは2等分のくし切りにし、豚バラ肉は長さを2～3等分にします。
2 豚バラ肉をキャベツに挟み込み、鍋に並べます。
3 2にAを加え、ふたをして中火にかけ、沸騰したら弱火にして10分蒸します。

ポン酢をつけて食べるとさっぱり！

27

漢方レシピ

不調の改善を促すレシピです。紹介した食材を使用しています。

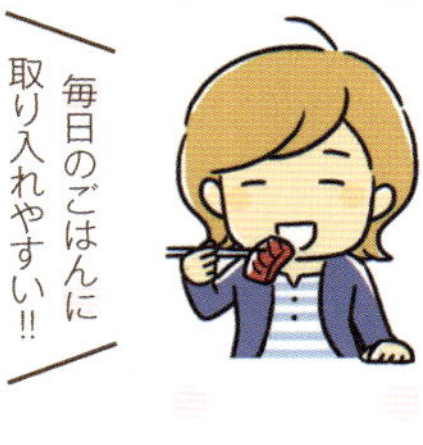

毎日のごはんに
取り入れやすい!!

おすすめ食材

不調の改善に役立つ食材を紹介。食材の持つ五性や体質なども挙げています。

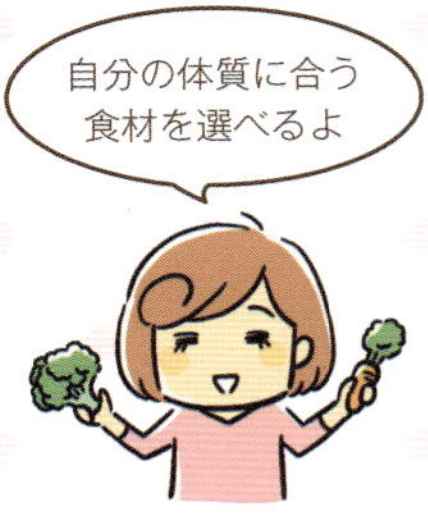

自分の体質に合う食材を選べるよ

※五味、五行については、食材さくいん（→P186～）に掲載しています。

第1章

からだをいたわろう

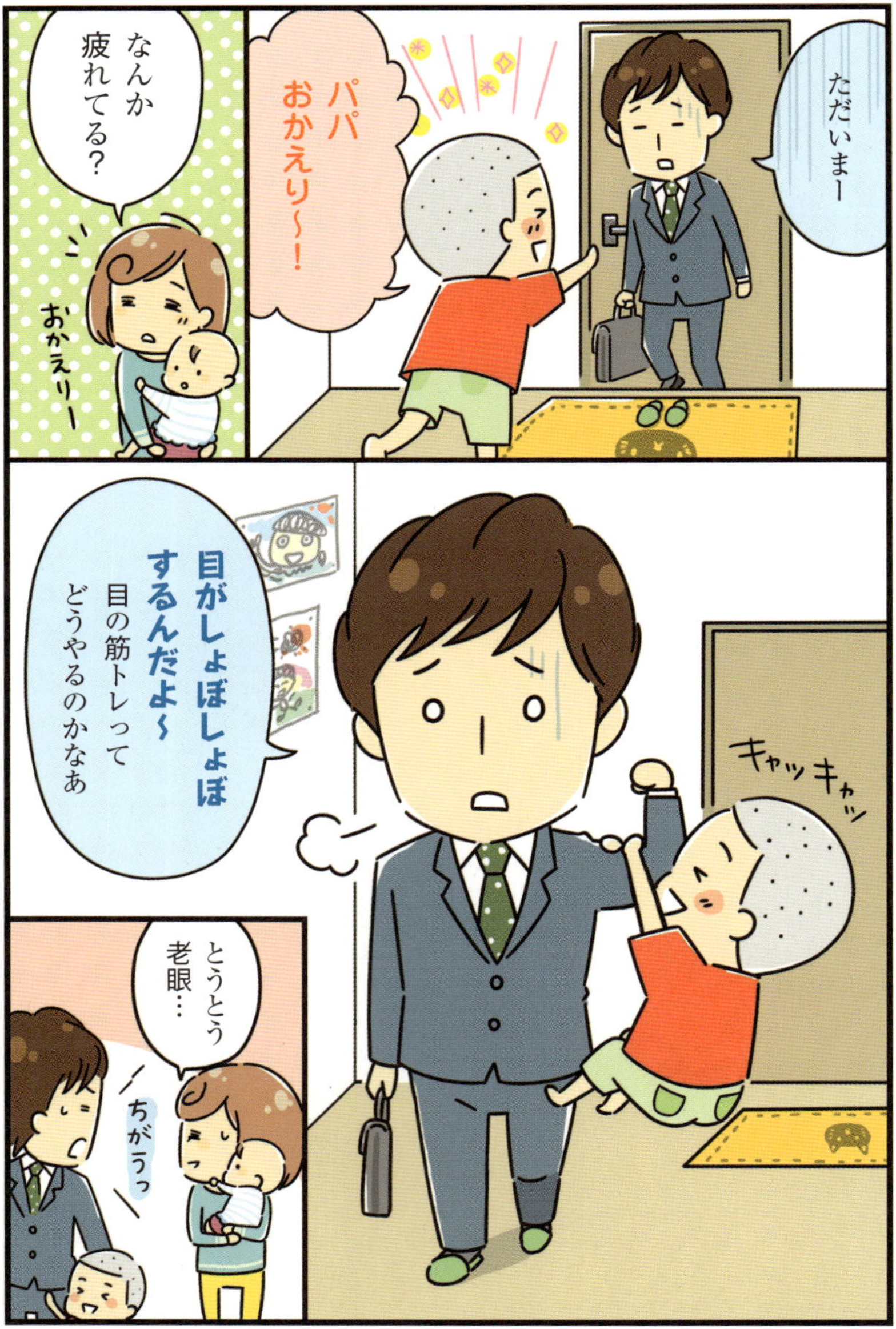
ただいまー
パパ おかえり〜〜！
なんか 疲れてる？
おかえりー
キャッキャッ
目がしょぼしょぼ するんだよ〜 目の筋トレって どうやるのかなあ
とうとう 老眼…
ちがうっ

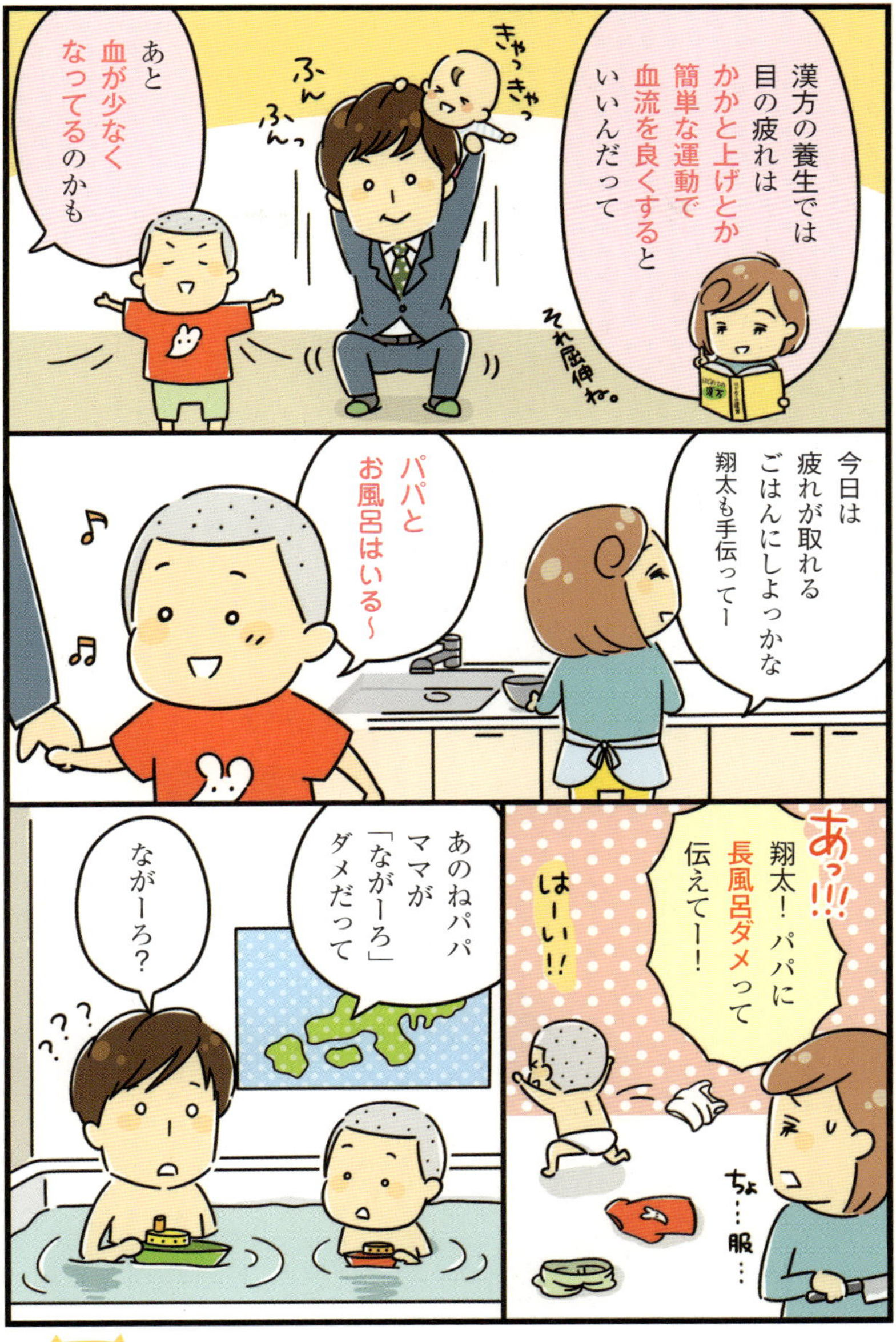
漢方の養生では目の疲れはかかと上げとか簡単な運動で血流を良くするといいんだって
きゃっきゃっ
ふん ふんっ
それ屈伸ね。
あと血が少なくなってるのかも
今日は疲れが取れるごはんにしよっかな翔太も手伝ってー
パパとお風呂はいる～
あっ!!!
翔太! パパに長風呂ダメって伝えてー!
はーい!!
ちょ…服…
あのねパパママが「ながーろ」ダメだって
ながーろ?
???

漢方プチ知識 疲れている時は、長風呂はしないでね。

疲れ

疲れが取れない時は
パワー補給が最優先

「疲れやすい」「なかなか疲れが取れない」という不調は、体がエネルギー不足になっている証拠。脾や胃の働きを高め、気を補う必要があります。肉類やうなぎは気を充実させ、エネルギー不足の解消に役立ちます。

また、朝食に体温より冷たいものを食べると、エネルギーを消費し疲れの原因に。スープなど温かいものを取り入れて。

かぼちゃ

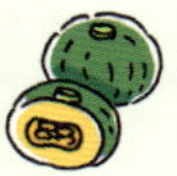

体を温め、気を補います。脾の働きを高めるので、慢性疲労の回復効果も期待できます。夏に最適な食材で、冷えやだるさ、食欲不振などの夏バテ対策にもぴったりです。

五性 温 **帰経** 脾
体質 気虚

キャベツ

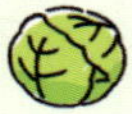

胃腸の働きを改善し、食欲を増進させ、体全体の気を高めます。虚弱体質の人や疲れやすい人は、スープなどにして常食すると五臓が補われ、体力アップにつながります。

五性 平 **帰経** 肝・脾・腎
体質 気虚・気滞・痰湿

玉ねぎ

玉ねぎの甘味は滋養強壮に効果的。辛味は血や気の滞りを改善し、体を温めます。豊富に含まれる硫化アリルは、ビタミンB_1が豊富な豚肉と一緒に食べると疲労回復効果アップ。

五性 温 **帰経** 脾・肺
体質 気滞・瘀血・痰湿

たこ

気や血を補い、パワーをチャージしてくれます。タウリンが多く、肝機能の向上や、コレステロール値の低下を助けます。米酢との組み合わせで、消化や疲労回復効果がアップ。

五性 寒 **帰経** 肝・脾
体質 気虚・血虚・陰虚

気虚 陰虚

むくみと便秘を解消して体スッキリ

かぼちゃと大豆の煮物

20分

材料（2人分）

かぼちゃ…1/4 個
大豆の水煮… 1 缶（210g）
水…250mℓ
しょうゆ…大さじ 1

作り方

1 かぼちゃは食べやすい大きさに切ります。

2 鍋に **1** と水を入れ、やわらかくなるまでゆでます。

3 かぼちゃがやわらかくなったら、大豆の水煮としょうゆを加え、落とし蓋をして弱火で 10 分ほど煮詰めます。

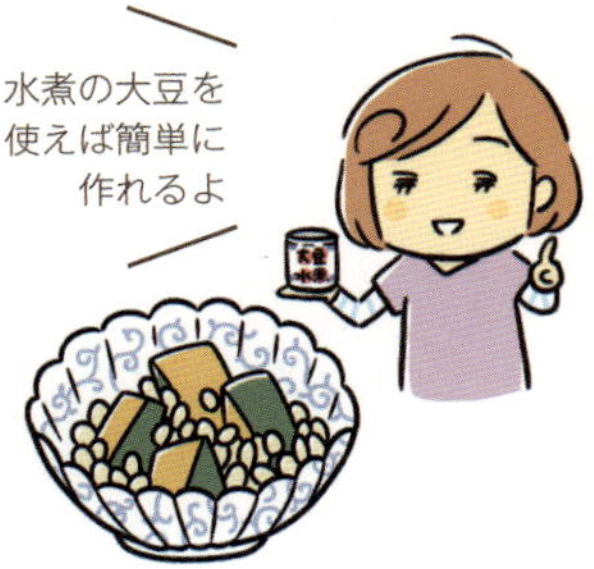
水煮の大豆を
使えば簡単に
作れるよ

気虚 気滞 陰虚 痰湿

キャベツと豚肉は疲労回復の黄金コンビ！

キャベツと豚肉のミルフィーユ蒸し

15分

材料（2人分）

キャベツ…1/4 個
豚バラ肉（薄切り）…150g
A
酒…大さじ 1/2
顆粒だし…小さじ 1/2
水…70mℓ

作り方

1 キャベツは 2 等分のくし切りにし、豚バラ肉は長さを 2 ～ 3 等分にします。

2 豚バラ肉をキャベツに挟み込み、鍋に並べます。

3 **2** に A を加え、ふたをして中火にかけ、沸騰したら弱火にして 10 分蒸します。

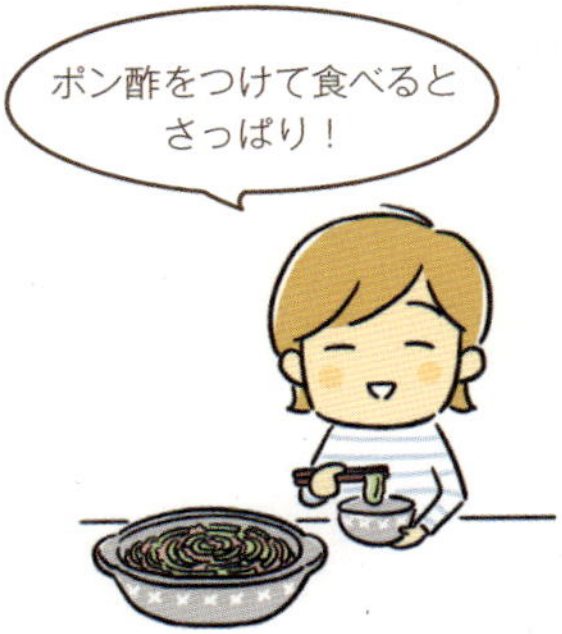
ポン酢をつけて食べると
さっぱり！

アスパラガス

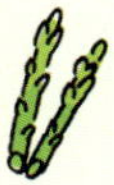

脾の働きを助け、食欲増進につなげます。穂先に豊富に含まれるアスパラギン酸には、疲労を回復させる効果があります。水の巡りを良くするため、むくみや口の渇きの改善にも。

五性 涼 **帰経** 脾・肺
体質 血虚・瘀血

にんにく

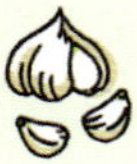

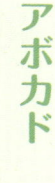

気血の巡りを改善するため、強壮・強精に効果的。疲労回復のほか、生活習慣予防の効果も。のぼせやほてりがある陰虚の人は、生食すると症状が悪化するため、加熱しましょう。

五性 温 **帰経** 脾・肺
体質 気虚・気滞・瘀血

卵

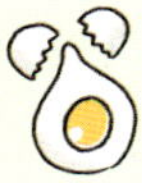

必須アミノ酸やビタミンなど、体に必要な栄養素をバランス良く含むため、体力の回復や虚弱体質の改善に。特に卵黄は体に不足する体液や血液を補い、体を潤します。

五性 平 **帰経** 脾・肺
体質 卵黄…血虚・陰虚、卵白…陰虚

アボカド

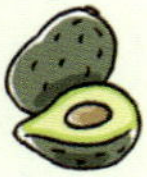

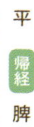

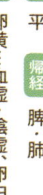

気を補い、疲労の回復や新陳代謝を改善。体力を付けたい時は、腎を丈夫にするえびと一緒に食べると◎。豊富に含まれるオレイン酸には、コレステロールの抑制効果があります。

五性 涼 **帰経** 肝・脾
体質 気虚・血虚・陰虚

「似《に》類《るい》補《ほ》類《るい》」で不調を解消

漢方には、「似類補類」という考え方があります。これは、体の弱っている部分と似た食べ物を食べることで、その機能を補い、不調を改善するというもの。

例えば、体に疲労がたまり、胃の働きが弱まっている時は、鶏の砂肝など、食べ物を砕く消化器官を食べるのがおすすめ。皮膚のトラブルには鶏の皮、貧血には血を蓄えているレバーや赤い食材など、不調に合わせた食材を選んでみましょう。

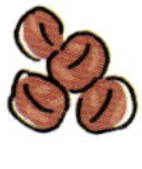
砂肝

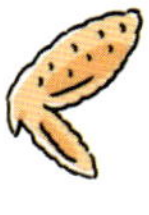
鶏の皮

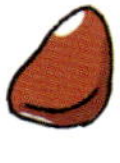
レバー

血虚 瘀血 陰虚

フライパン１つでできるので、時間がない朝にも

アスパラのグリル

10分

材　料（2人分）

アスパラガス…６本
卵…１個
オリーブオイル…適量
塩こしょう…少々
粉チーズ…適量

作り方

1 アスパラガスは根元を切り落とし、固い部分をピーラーで剥きます。

2 フライパンにオリーブオイルを熱し、1を入れて転がしながら焼き、軽く焦げ目が付いたら皿に取り出します。

3 フライパンにオリーブオイルを引き、半熟の目玉焼きを作ります。

4 アスパラガスの上に目玉焼きをのせ、塩こしょう、粉チーズをふりかけます。

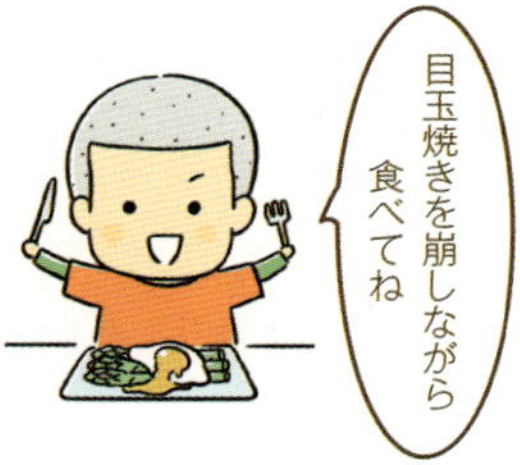
目玉焼きを崩しながら
食べてね

気虚 気滞 瘀血

コリコリした食感で食欲もアップ

砂肝のガーリック炒め

10分

材　料（2人分）

砂肝…200g
にんにく…１片
オリーブオイル…大さじ３
A［酒…大さじ１
　 塩こしょう…適量
レモン…1/6 個

作り方

1 砂肝は水洗いして拭き取り、白い筋を取り除いたら一口大に切ります。にんにくは３～４等分にします。

2 フライパンにオリーブオイルとにんにくを熱して弱火にかけます。香りが立ったらにんにくを取り出して砂肝を入れ、強火で炒めます。

3 砂肝に火が通ったらAを加え、にんにくを戻し入れて炒め合わせます。

4 皿に盛り付け、レモンを絞ります。

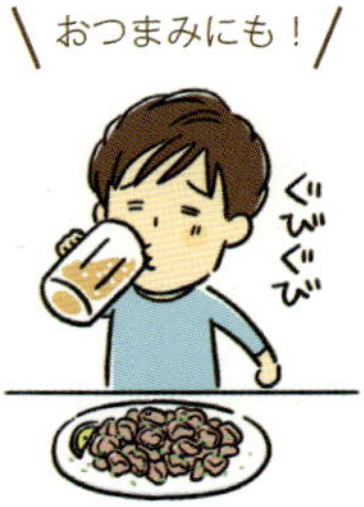
おつまみにも！
ぐびぐび

肩こり

肩こりの原因を探り生活習慣の改善を

肩こりの原因は、長時間同じ姿勢を続けることによる筋肉の緊張、体の冷え、ストレスや疲れによる気の流れの滞り、胃腸の不調からくる水分代謝の悪化などさまざまです。こりの原因を探り、生活習慣を改善しましょう。また、デスクワーク時は1時間に1回は深呼吸し、肩を回すなど、血流を促すことでこりを防ぐことができます。

ピーマン

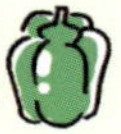

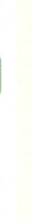

血行を促進し、こりを改善します。肝の働きを良くし、気を巡らせることで精神を安定させるため、ストレスからくる肩こりの解消にも。パプリカも同様の効果を期待できます。

五性 平　**帰経** 肝・心・脾・腎

体質 気滞・瘀血

にら

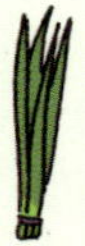

腎の働きを高めて体を温めるため、冷えからくる肩こりや腰痛を改善。豚肉や大豆などのビタミンB_1を多く含むものと組み合わせると、疲労回復や免疫力アップにつながります。

五性 温　**帰経** 肝・脾・腎

体質 気虚・気滞・瘀血

あなご

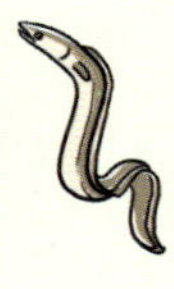

気を補い、胃腸を温めて血の巡りを良くします。肩こりや眼精疲労の改善になるほか、月経痛を和らげる効果も。美肌をつくるビタミンAやビタミンB_2も豊富に含まれます。

五性 温　**帰経** 肝・脾・腎

体質 気虚・血虚

納豆

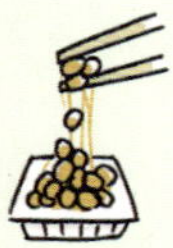

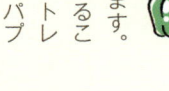

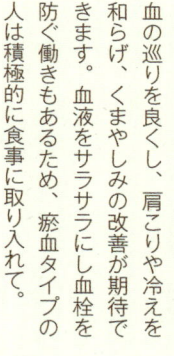

血の巡りを良くし、肩こりや冷えを和らげ、くまやしみの改善が期待できます。血液をサラサラにし血栓を防ぐ働きもあるため、瘀血タイプの人は積極的に食事に取り入れて。

五性 温　**帰経** 脾・肺

体質 気滞・瘀血

気虚 気滞 血虚 瘀血

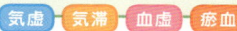

千切りピーマンでおはしが進む！

ピーマンのおかか炒め

10分

材 料（2人分）
ピーマン…4～5個
釜揚げしらす…30g
ごま油…大さじ1
めんつゆ（3倍濃縮）…大さじ1
かつお節…適量

作り方

1 ピーマンは種とへたを取って千切りにします。

2 フライパンにごま油を熱して**1**を炒め、しんなりしたら、しらすとめんつゆを入れます。

3 全体に絡まったら皿に盛り、かつお節をかけます。

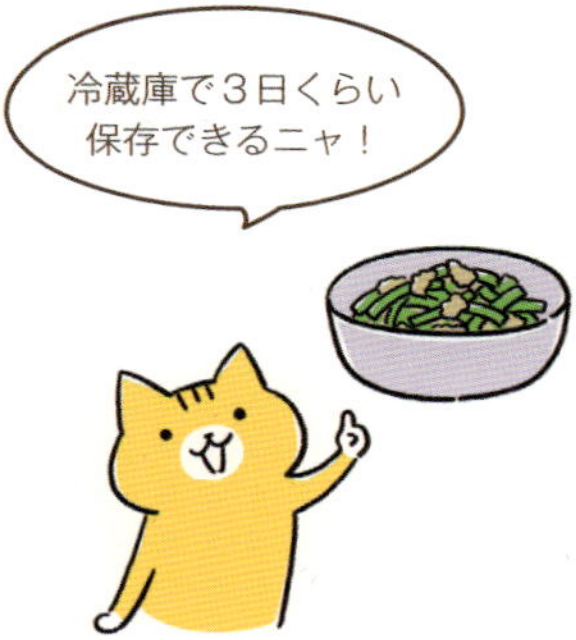
冷蔵庫で3日くらい
保存できるニャ！

気虚 気滞 瘀血

ダブルの温め食材で血行を改善

にら納豆

10分

材 料（2人分）
にら…1/4把
納豆…1パック
塩…少々
A ごま油…小さじ1/2
  しょうゆ…適宜

作り方

1 にらは沸騰した湯でさっと塩ゆでして水に取り、ざるに上げます。食べやすい長さに切ったら、しっかり絞って水気を切ります。

2 ボウルに**1**と納豆、Aを入れて混ぜ合わせます。

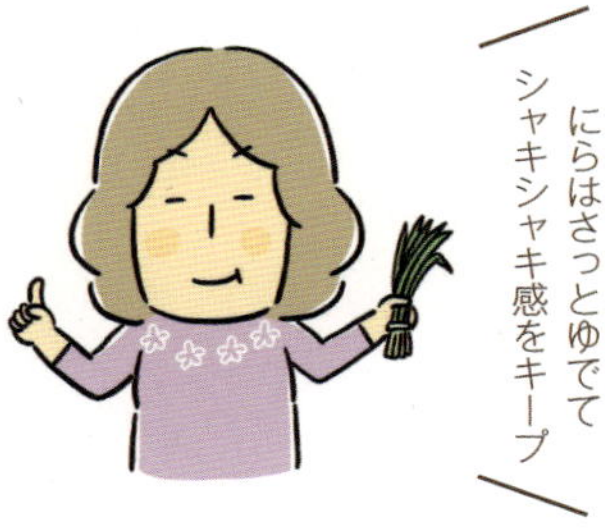
にらはさっとゆでて
シャキシャキ感をキープ

二日酔い

体内のアルコールは解毒食材で排出

二日酔いは、体内でアルコールが分解されずに残ってしまっている状態。アルコールの解毒を促す食材を取り入れましょう。

また、漢方には、「五苓《ごれい》黄《おう》解《げ》」という二日酔い対策の薬もあります。飲酒の前でも後でも服用可能で、飲み過ぎや胃もたれ、食欲不振に効果的です。飲酒の機会が多い人は常備しておくとよいでしょう。

グレープフルーツ

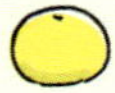

肝の機能を高めるほか、気の巡りを良くし、胃の不快感を和らげる作用があるため、二日酔い時におすすめ。さわやかな香りやビタミンC、クエン酸でリフレッシュ効果も。

五性 寒　帰経 肝・脾・肺
体質 気滞・瘀血

しじみ

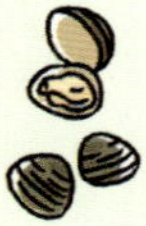

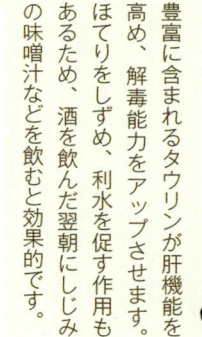

豊富に含まれるタウリンが肝機能を高め、解毒能力をアップさせます。ほてりをしずめ、利水を促す作用もあるため、酒を飲んだ翌朝にしじみの味噌汁などを飲むと効果的です。

五性 寒　帰経 肝・腎
体質 血虚・陰虚・痰湿

はまぐり

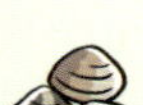

体に潤いを与え、喉の渇きをとります。熱を冷まし、老廃物の代謝を促して、のぼせやむくみの解消にも。しょうがと組み合わせると解毒効果を発揮し、胃の不調や吐き気の改善に。

五性 寒　帰経 脾・肺・腎
体質 血虚・痰湿

くらげ

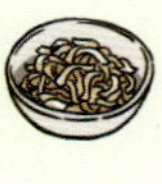

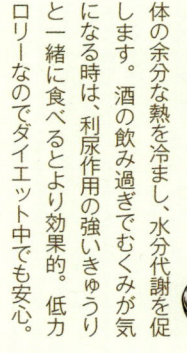

体の余分な熱を冷まし、水分代謝を促します。酒の飲み過ぎでむくみが気になる時は、利尿作用の強いきゅうりと一緒に食べるとより効果的。低カロリーなのでダイエット中でも安心。

五性 平　帰経 肝・肺・腎
体質 気滞・陰虚・痰湿

気虚　瘀血　陰虚　痰湿

吐き気を抑えるしょうがを加えた、さっぱりドリンク

グレープフルーツスカッシュ

5分

材　料（1人分）

グレープフルーツ…1個
炭酸水…150mℓ
はちみつ…大さじ1
しょうが汁…小さじ1/2

作り方

1 グレープフルーツは半分に切った後、しぼり器でしぼり、はちみつとしょうが汁を加えてよく混ぜ合わせます。

2 グラスに**1**を入れ、炭酸水を注ぎます。

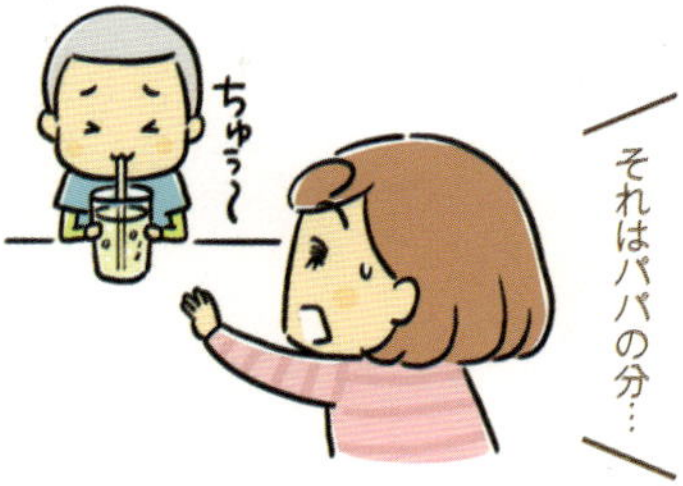
ちゅぅ～
それはパパの分…

気虚　気滞　血虚　瘀血　陰虚　痰湿

旨みたっぷりのしじみでだしいらず！

しじみとわかめのスープ

15分

材　料（2人分）

しじみ（砂抜きしたもの）…200g
乾燥わかめ…大さじ1
水…400mℓ
酒…大さじ2
ごま油…小さじ1
こしょう…少々

作り方

1 しじみは殻をこすり合わせてよく洗います。

2 鍋に水、酒、しじみを入れて中火にかけ、沸騰したらあくを取ります。

3 弱火にしてわかめを入れ、ごま油とこしょうで味を調えたら、器に盛り付けます。

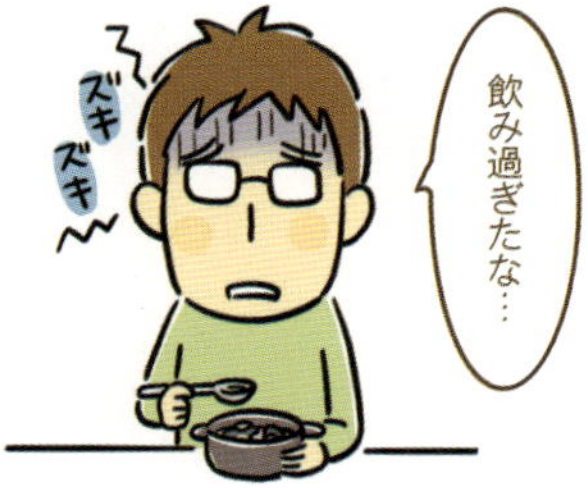
ズキ
ズキ
飲み過ぎたな…

胃もたれ

冷たいものに注意！
水分排出で胃を活発に

食べ過ぎなどの生活習慣の乱れや疲労、ストレスなどにより胃腸の働きが弱くなると、消化が進まず胃もたれしやすくなります。食べやすいからと冷たいものばかり食べていると、胃の中で水分が滞り、体内の血液循環の悪化にもつながります。水分排出を促す食材や胃の消化・吸収力を高める食材を活用すると良いでしょう。

ういきょう

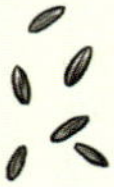

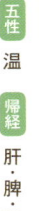

胃炎や胃酸過多などの生薬としても使われています。消化を促し、胃もたれや食欲不振を改善します。気の巡りを良くし、おなかを温めるので、冷えからくる胃痛を和らげる効果も。

五性 温　**帰経** 肝・脾・腎

体質 気虚・気滞

あわ

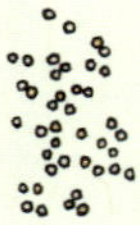

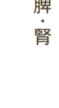

胃の消化・吸収能力を高め、胃もたれや吐き気を和らげます。タンパク質、鉄分、食物繊維が豊富で、白米に混ぜて炊くのがおすすめ。水分代謝を促すので、むくみや頻尿の改善にも。

五性 涼　**帰経** 脾・肺・腎

体質 気滞・痰湿

ホタテ

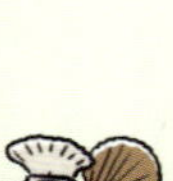

胃腸の働きを高めるので、消化不良や食欲不振、だるさの解消に効果的です。ミネラル分が豊富で腎の働きも良くするので、滋養強壮やアンチエイジングにもぴったりです。

五性 平　**帰経** 脾・腎

体質 気虚・気滞・血虚・陰虚

そら豆

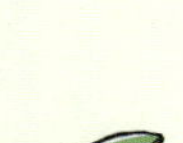

気を補い、胃腸の働きを高め、胃もたれを解消。胃の中の余分な水分を排出するので、むくみ解消にも。解毒作用のあるじゃがいもと組み合わせると胃痛や胃潰瘍《かいよう》の改善に有効です。

五性 平　**帰経** 脾

体質 気滞・痰湿

気虚 気滞 血虚 陰虚 痰湿

栄養価の高い切り干し大根を食べやすいサラダに

切り干し大根とホタテのサラダ

10分

材 料（2人分）

切り干し大根…80g
ホタテの水煮缶…１缶（60g）

A
- マヨネーズ…大さじ2
- しょうゆ…小さじ 1/3
- 水煮缶の汁…少々

作り方

1 切り干し大根は流水で洗い、5分ほど水につけて戻し、よく絞ります。ホタテはほぐしておきます。

2 ボウルにAを入れて混ぜ合わせたら、**1**を加えて和えます。

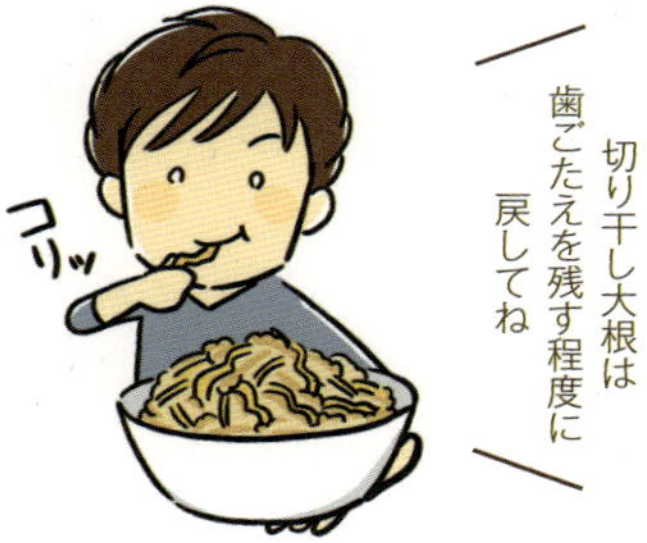
コリッ
切り干し大根は
歯ごたえを残す程度に
戻してね

気滞 痰湿

さや付きのまま焼くと、ホクホクの食感に

焼きそら豆

30分

材 料（2人分）

そら豆（さや付き）…6本
塩…少々

作り方

1 オーブントースターの天板にアルミホイルを敷き、そら豆をさや付きのまま並べて、15～20分加熱します。

2 途中でひっくり返し、両面に黒い焦げ目が付いたらそら豆を取り出します。

3 粗熱が取れたらさやから実を外し、塩をまぶします。

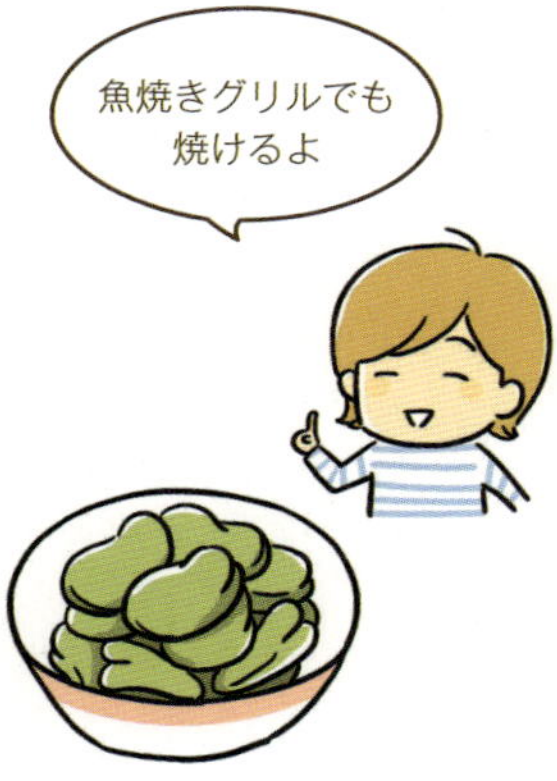
魚焼きグリルでも
焼けるよ

便秘

「一日一便」が理想
生活改善で便秘を解消

漢方では、毎日便通があるのが良い状態とされています。便秘の原因は、冷えやストレス、運動不足、体の潤い不足などさまざまです。辛いものや油っこいものの摂り過ぎで腸が乾燥している場合もあります。体の冷えを取る、適度な運動をするなど生活改善を心がけ、便秘解消に効果的な食材もこまめに摂りましょう。

白ごま

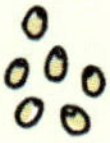

五臓に潤いを与える働きが高く、便秘の予防・解消に効果的。体全体の調子を整えるので体力アップにも。そのまま食べると消化吸収が悪いので、すりごまか練りごまを選びましょう。

五性 平　帰経 脾・肺
体質 陰虚

牛乳

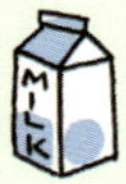

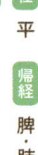

胃腸に潤いを与え、便秘を改善します。ストレスや疲労、不眠の解消にも。牛乳を飲むとおなかがゴロゴロする人は、人肌に温めてから少量ずつ飲むと、刺激を和らげることができます。

五性 平　帰経 脾・肺
体質 気虚・血虚・陰虚

ごぼう

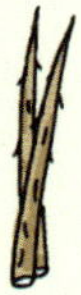

中国では古くから薬草として使われていました。水溶性・不溶性両方の食物繊維を含み、腸内環境を整えます。体の熱を冷ますため、冷えやすい人は食べ過ぎに注意してください。

五性 涼　帰経 肝・肺
体質 瘀血・陰虚・痰湿

枝豆

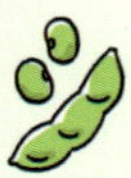

胃腸の働きを助け、消化機能を高めるほか、体内の水の巡りを良くして便通を改善します。不溶性食物繊維が多いので、便のかさを増し、腸を刺激してぜん動運動を促す効果も。

五性 平　帰経 脾・腎
体質 気滞・血虚・痰湿

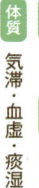

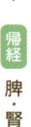

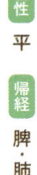

気虚 気滞 血虚 瘀血 陰虚 痰湿

食物繊維たっぷりの根菜とこんにゃくを合わせて便秘解消に

ごぼうとこんにゃくのきんぴら

20分

材料（4人分）
ごぼう…1本
にんじん…1/2本
こんにゃく…1枚
ごま油…大さじ1

A
酒…大さじ1
しょうゆ…大さじ1
みりん…大さじ1
砂糖…大さじ1と1/2

作り方
1 ごぼうは5cmの細切りにし、水に約10分さらして水を切ります。にんじんは5cmの細切りに、こんにゃくは湯通しした後、細切りにします。

2 フライパンにごま油を入れて中火で熱し、**1**を炒めます。全体に油が回ったらふたをして軽く蒸したら、しんなりするまで炒めます。

3 合わせたAを**2**を加え、強火にし、汁気がなくなるまで炒めます。

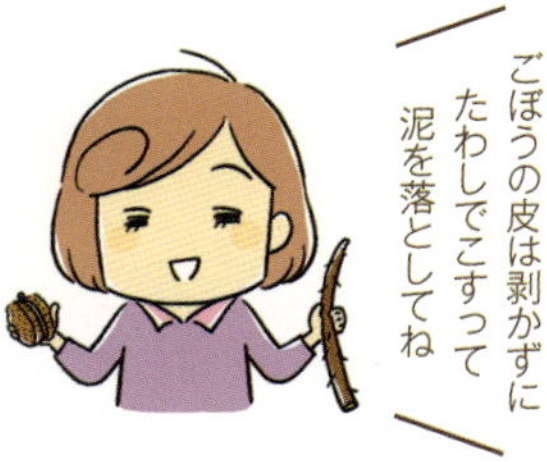
ごぼうの皮は剥かずに
たわしでこすって
泥を落としてね

気滞 血虚 痰湿

栄養たっぷりの枝豆をスイーツで

ずんだ餡

30分

材料 枝豆…400g（正味約150g）　砂糖…大さじ3　塩…1つまみ

作り方
1 沸騰した湯に塩を加えて、枝豆を15～20分ほど中火でゆでます。

2 ざるに広げて冷まし、粗熱が取れたらさやから出して薄皮を剥きます。

3 すりばちに**2**と砂糖を入れ、好みの加減になるまで、すりこぎでつぶしながら混ぜます（フードプロセッサーやミキサーでもOK）。

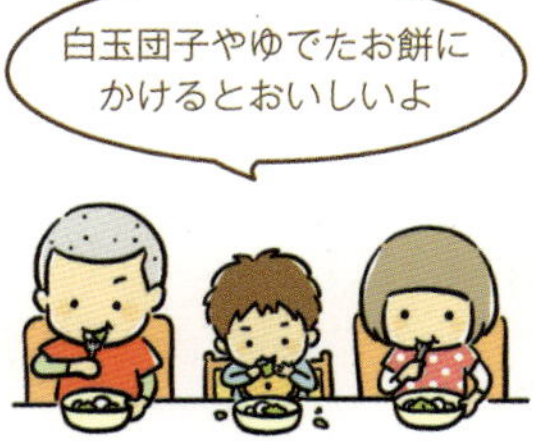
白玉団子やゆでたお餅に
かけるとおいしいよ

下痢

慢性の下痢には胃腸を休める食事を

下痢には、食あたりや風邪などによって起こる急性のものと、何日も軟便が続く慢性のものがあります。急性の場合は、下痢止めの薬は使わず便を出し切ることが大切。慢性の下痢は、油っこいものや甘いもの、冷たいものの食べ過ぎ、お酒の飲み過ぎが原因になっていることがあります。鍋料理やお粥など、脾胃を休める食事を摂りましょう。

蓮の実

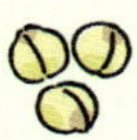

蓮の花が咲いた後にできる種で、漢方薬としても使われています。胃腸や腎の働きを高めるので、慢性の下痢の改善に効果的。リラックス効果も高く、イライラや不眠の緩和にも。

五性 平　**帰経** 心・脾・腎
体質 気虚・血虚

はと麦

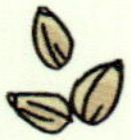

胃腸の働きを高め、余分な水分を排出するため、下痢やだるさの緩和に効果的。焙煎したものには、下痢を止める効果があるとされています。温かいはと麦茶を飲むと良いでしょう。

五性 涼　**帰経** 脾・肺
体質 気虚・痰湿

鶏肉

おなかを温め、気を補うので、慢性の下痢の改善に有効。消化吸収が良く、胃腸への負担が少ないので、虚弱体質の人の体力向上にも効果的。スープなどで丸ごと栄養を摂るのがおすすめ。

五性 温　**帰経** 肝・脾・腎
体質 気虚・血虚・痰湿

ざくろ

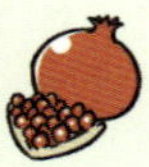

特有の渋み成分に、慢性の下痢や血便を止める働きがあります。アントシアニンという色素には、強い抗酸化・抗炎症作用があり、体内の炎症の抑制やデトックスにも効果的です。

五性 温　**帰経** 肺・腎
体質 気虚・陰虚

気虚 血虚 痰湿

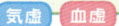

おなかにやさしい栄養補給

はと麦入り鶏団子のスープ

30分（浸水時間を除く）

材料（2人分）
はと麦…10g
水…300mℓ
鶏ガラスープの素…大さじ 1/2
塩こしょう…少々

A
鶏ひき肉…150g
片栗粉…小さじ2
しょうが汁…小さじ 1/2
酒…小さじ1

作り方

1 はと麦は水洗いし、たっぷりの水（分量外）に3時間浸水させた後、中火で約 10 分ゆでて、ざるに上げておきます。

2 ボウルにAを合わせてよくこねたら、**1**を加えて混ぜ合わせ、一口大に丸めます。

3 鍋に水と鶏ガラスープの素を入れて沸騰させ、**2**を加えます。火が通ったら塩こしょうで味を調えます。

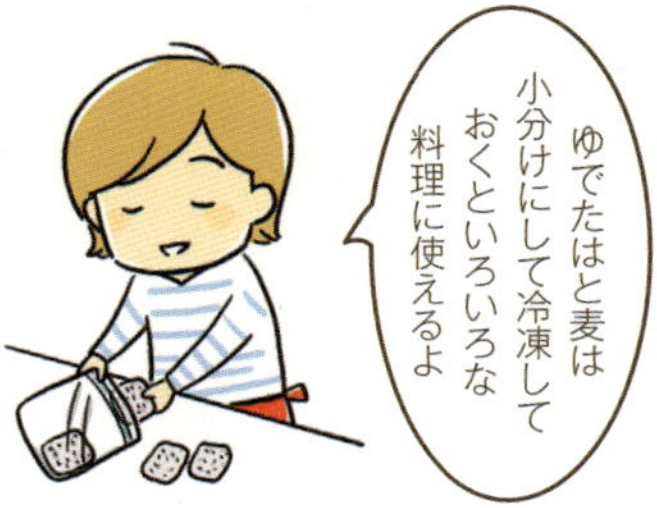
ゆでたはと麦は小分けにして冷凍しておくといろいろな料理に使えるよ

気虚 気滞 血虚 瘀血 陰虚 痰湿

胃腸の働きを高め、下痢を改善

蓮の実とゆり根のごはん

60分（浸水時間を除く）

材料（3〜4人分）
米…2合
蓮の実…15 粒
ゆり根…1株
だし汁…360mℓ
塩…小さじ 1/2

作り方

1 蓮の実はよく洗い、2〜3時間水に浸した後、沸騰した湯に入れ約 10 分間弱火でゆでます。米は洗ってざるに上げておきます。ゆり根は一片ずつ剥がし、泥を落としながら洗います。

2 炊飯器に米、蓮の実、ゆり根を入れ、だし汁を加えて炊きます。

3 炊き上がったら、塩を加えて全体を軽く混ぜます。

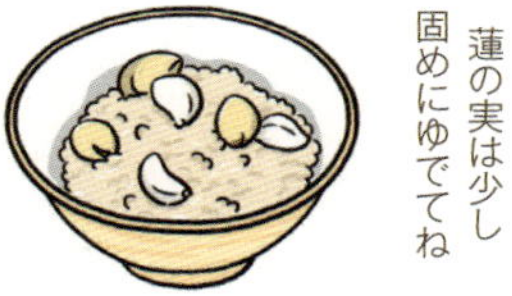
蓮の実は少し固めにゆでてね

風邪

「風」から身を守り症状に合った対策を

漢方では、風邪《かぜ》とは、外で吹いている風が「邪気」を連れて体の中に入り込み「風邪《ふうじゃ》」に変化した状態を指します。体内に入り込む際、「熱」「寒さ」「湿気」「乾燥」など、ほかの邪気を連れ込むことも多く、それによって起こる症状も変化します。風邪を予防するための基本は、風から身を守ること。薄着で外出することは避けましょう。

のり

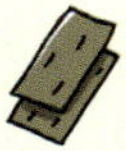

水分代謝を促し、咳や痰など喉のトラブルを改善。体の熱を冷ます働きもあります。ほてりを感じる風邪の場合はこのような食材を取り入れ、こまめに水分を摂ることが大切です。

五性 寒　**帰経** 肺・腎
体質 痰湿

大根

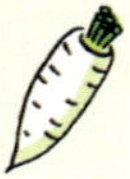

痰や咳、喉の不快感をすっきりさせる効果があるため、風邪の引き始めに食べると良いでしょう。気の巡りを良くして胃腸の働きを高めるため、胃もたれや消化不良の解消にも。

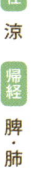

五性 涼　**帰経** 脾・肺
体質 気滞・痰湿

かりん

熟したかりんの強い香り成分は、古くから生薬として使われており、咳止め、痰切り、喉の炎症改善の効果があります。煮汁には苦味があり、その苦味が胃腸を丈夫にしてくれます。

五性 平　**帰経** 脾・肺
体質 気虚・陰虚

しそ

発汗を促す作用があるので、発熱時や悪寒がある時に食べると良いでしょう。特有の香り成分が気の巡りを良くし、胃腸の働きを高めるほか、ストレスやイライラの解消にも効果的。

五性 温　**帰経** 脾・肺
体質 気滞・痰湿

気虚 気滞 血虚 瘀血 陰虚 痰湿

免疫力アップ食材の卵を加えて、風邪知らずに

大根と卵の雑炊

15分

材料（2人分）

炊いたご飯…茶碗2杯分
大根…3cm
卵…1個
ねぎ…1/4本
水…600㎖
味噌…大さじ1
顆粒だし…小さじ1/2

作り方

1 大根は2～3mmの厚さに切り、ねぎは小口切りにします。ご飯はざるに入れて水洗いします。

2 鍋に水、顆粒だし、大根を入れて火にかけます。大根に火が通ったら、ご飯を加えてひと煮立ちさせ、味噌を溶き入れます。

3 再びひと煮立ちしたら火を弱めて溶き卵を流し入れ、固まり始めたところで火を止めてねぎを散らします。

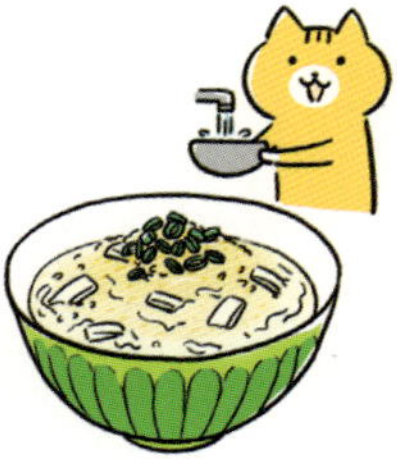
ご飯を洗うとぬめりが出ず、さらっとした仕上がりに

気虚 陰虚

ホットドリンクでしつこい咳を和らげる

かりんのはちみつ漬け

材料（2人分）

かりん…1kg（3～5個）
はちみつ…1kg

作り方

1 保存用の瓶は煮沸消毒し、乾かしておきます。かりんはよく洗い、水気を拭き取ったら4つ割りにして、皮と種ごと約1cmの厚さのいちょう切りにします。

2 かりんを保存瓶に入れ、しっかり浸かるようにはちみつを加えます。

3 2～3カ月、蓋を緩めに閉めた状態で冷暗所に置いてエキスを出します。かりんが空気に触れないようにし、毎日、何度か瓶をゆすり混ぜます。

※かりんの実は半年程で取り出してください。

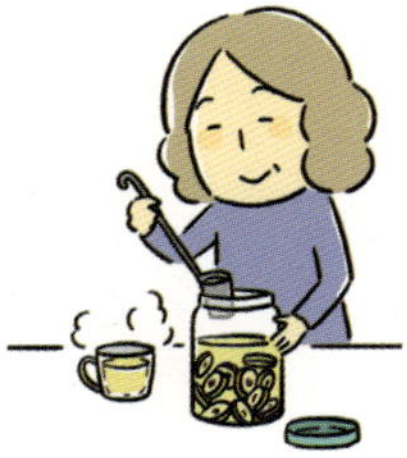
お湯で薄めて飲んでね

ねぎ

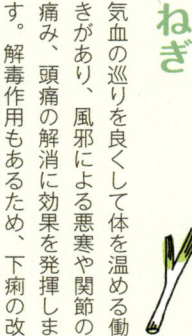

気血の巡りを良くして体を温める働きがあり、風邪による悪寒や関節の痛み、頭痛の解消に効果を発揮します。解毒作用もあるため、下痢の改善も期待できます。

五性 温　**帰経** 脾・肺
体質 気虚・気滞・瘀血・痰湿

しょうが

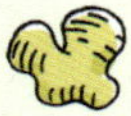

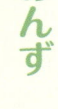

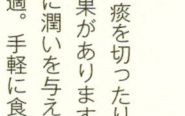

発汗を促し、体の内側から温めるので、風邪の引き始めで寒気や関節の痛みを感じるような時におすすめ。皮の近くにも有効成分が含まれているため、できれば皮ごと使いましょう。

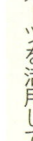

五性 温　**帰経** 脾・肺
体質 気虚・痰湿

あんず

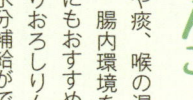

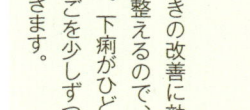

肺を潤すため、痰を切ったり、咳を抑えたりする効果があります。また、肌や喉の粘膜に潤いを与えるので風邪予防にも最適。手軽に食べられるドライフルーツを活用しても◎。

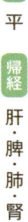

五性 温　**帰経** 肺
体質 気滞・血虚・痰湿

りんご

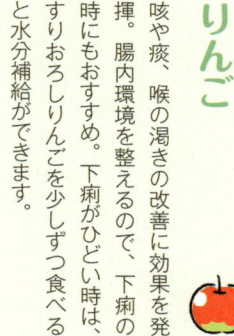

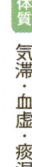

咳や痰、喉の渇きの改善に効果を発揮。腸内環境を整えるので、下痢の時にもおすすめ。下痢がひどい時は、すりおろしりんごを少しずつ食べると水分補給ができます。

五性 平　**帰経** 肝・脾・肺・腎
体質 気虚・陰虚

「熱い風邪」と「寒い風邪」

風邪には、大きく分けて2つのタイプがあります。

【熱い風邪】

- **特徴**…体のほてりや喉の腫れ、咳、ドロっとした黄色い鼻水
- **対処法**…体の余分な熱を冷まします。体を冷ます食材を取り入れると共に、少し薄着にして熱を逃がしましょう。こまめな水分補給も忘れずに。

【寒い風邪】

- **特徴**…悪寒や関節の痛み、サラサラした鼻水など
- **対処法**…厚着をしたり、布団をかけたりするなどして体の表面を温め、体を温める食材を摂りましょう。「葛根湯」が効くのも、このタイプの風邪です。

気虚 気滞 血虚 陰虚 痰湿

風邪の引き始めに食べたいポカポカスープ

しょうがと白菜のスープ

10分

材　料（2人分）

しょうが…1片
白菜…2枚
水…300㎖
鶏ガラスープの素…小さじ2
ごま油…小さじ 1/2
塩こしょう…少々

作り方

1 白菜はざく切りにして葉と芯に分けます。しょうがは千切りにします。

2 鍋に水と鶏ガラスープの素を入れて火にかけ、スープの素が溶けたら白菜の芯を入れて3分煮ます。

3 **2**に白菜の葉を加えてさっと煮たら、塩こしょうで味を調え、ごま油を回し入れます。

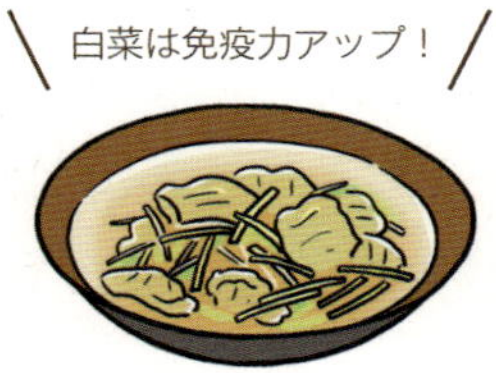
白菜は免疫力アップ！

気虚 瘀血 陰虚

温めたりんごで冷えを取って風邪予防

りんご煮

40分

材　料（2人分）

りんご…2個
砂糖…大さじ2
水…大さじ1
シナモンパウダー…適宜

作り方

1 りんごは皮を剥いて6等分のくし形に切り、芯を取ります。

2 鍋にりんごを並べ入れたら、砂糖を加えて鍋を揺らし、砂糖をりんご全体に絡ませます。30分ほどそのまま置きます。

3 りんごの水気が出てきたら、水を加えて蓋をして火にかけます。沸騰したら弱火にして5～6分間煮ます。しんなりしたら火を止め、シナモンパウダーをふりかけます。

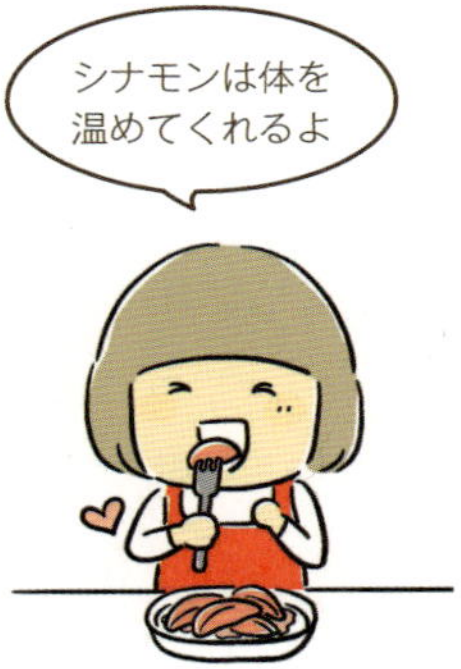
シナモンは体を
温めてくれるよ

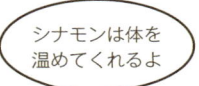

悪寒

寒気がする風邪は発汗を促して熱を放出

「風邪かな?」と思った時に感じる寒気。漢方では、体の中に入り込んだ邪気が、さらに「寒邪《かんじゃ》」という体の熱を奪うものを呼び、寒気がするタイプの風邪を引き起こすと考えられています。このような時は、体を内側から温めることが大切。15分ほど湯船につかって体を温めたり、冷えを取る食材を食べたりして発汗を促しましょう。

しょうが

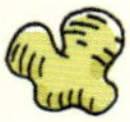

生で食べると一気に発汗を促し、邪気を散らして熱を放出します。乾燥させたものには体をじんわり温める効果があり、「乾姜《かんきょう》」という生薬として用いられています。

五性 温　帰経 脾・肺

体質 気虚・痰湿

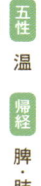

くず

熱を取る作用があり、風邪の引き始めに効果的です。血行を促進し、首や肩のこりを改善します。風邪による下痢にも有効。根は「葛根《かっこん》」という生薬として用いられています。

五性 涼　帰経 脾

体質 陰虚

にんにく

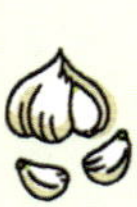

血行を良くし、体を温めます。強い抗菌力のあるアリシンという成分が体をウイルスなどから守ってくれます。アリシンは揮発性が高いため、細かく刻んで油で炒めるのがおすすめ。

五性 温　帰経 脾・肺

体質 気虚・気滞・瘀血

みょうが

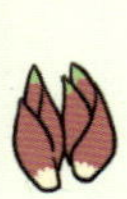

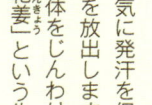

みょうが特有の香りであるα-ピネンという成分が発汗や血行を促進させます。解毒作用もあるので、風邪予防にも。香りが飛ばないよう、食べる直前に切るのがポイントです。

五性 温　帰経 肺・腎

体質 瘀血・痰湿

気虚 気滞 瘀血 痰湿

温め食材たっぷり

しょうが入りかぼちゃの味噌汁

15分

材　料（2人分）
かぼちゃ…200g　しょうが…１片　味噌…大さじ１
長ねぎ…10cm　だし汁…300㎖

作り方

1 かぼちゃは食べやすい大きさに切り、長ねぎは5mmの厚さに斜め切りにします。しょうがはすりおろしておきます。

2 鍋にかぼちゃと長ねぎを入れ、だし汁を加えて５分程煮ます。

3 かぼちゃがやわらかくなったら味噌を溶かし入れます。ひと煮立ちしたら火を止めて器に盛り、おろししょうがをのせます。

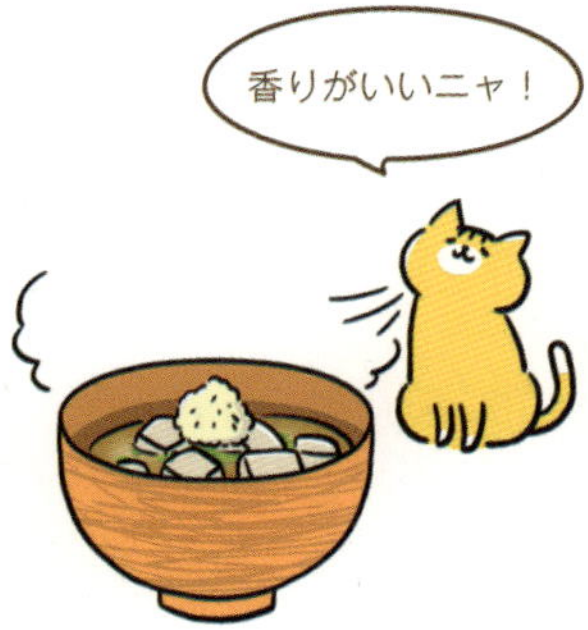
香りがいいニャ！

気虚 陰虚

体ぽかぽか、喉も潤う

はちみつくず湯

5分

材　料（1人分）
くず粉…大さじ１　はちみつ…適量
水…150㎖

作り方

1 耐熱性のカップにくず粉を入れ、水でよく溶かします。

2 電子レンジ（600W）で１～２分程温めます。

3 はちみつを入れ、よくかき混ぜます。

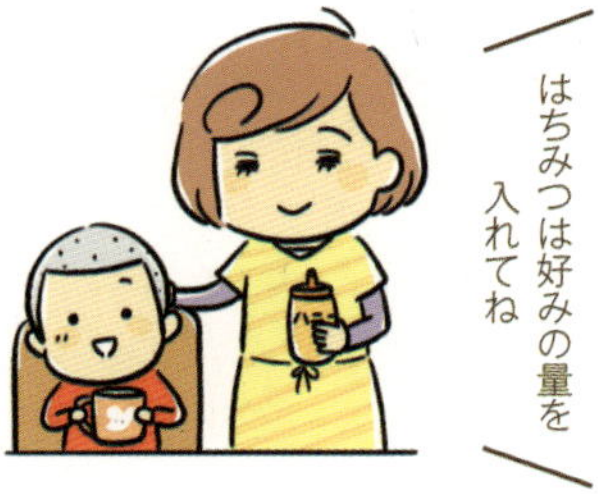
はちみつは好みの量を入れてね

鼻水

粘り気のある鼻水は熱を冷ましてスッキリ

粘り気があり黄色っぽい鼻水は、鼻や喉を司る肺が弱り、熱がこもっている状態。熱を冷ます食材を摂る必要があります。一方、サラサラした水っぽい鼻水は、体が冷えている証拠。温かいものを食べたり、重ね着をしたりすると効果的です。どちらの場合も、味の濃いものや油っこいものは避け、体にやさしい食事を心がけましょう。

びわ

実には皮膚や粘膜の健康維持を助ける働きがあります。また、びわの葉が配合されている「辛夷《しんい》清肺湯《せいはいとう》」という漢方薬は、鼻づまりの解消や鼻の炎症をしずめるために用いられます。

五性 涼　**帰経** 肝・脾・肺
体質 気滞・陰虚

パイナップル

体にこもった熱を冷ます働きがあり、ドロドロした粘り気がある鼻水の解消に。夏に最適な食材で、気を補って夏バテの解消にも。冷え性の人は食べ過ぎないように注意。

五性 平　**帰経** 脾・腎
体質 気虚・陰虚・痰湿

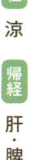

バナナ

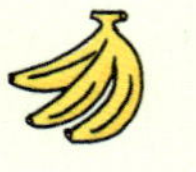

南国のフルーツで、体を冷やす力がとても強く、肺を潤す作用もあり、ドロドロした鼻水の解消に効果的。抗酸化作用があり免疫力を高めるので、風邪や花粉症の予防にも。

五性 寒　**帰経** 脾・肺
体質 気虚・陰虚

レモン

体に潤いを与え、熱を冷ますのでドロドロ鼻水の解消に。豊富に含まれるビタミンCは、風邪予防にも効果的。体内で合成できない栄養素なので、こまめに摂ることが大切です。

五性 平　**帰経** 肺
体質 気虚・気滞・陰虚

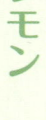

気虚 瘀血 陰虚

ドロドロ鼻水の解消に

焼きバナナ

15分

材　料（1人分） バナナ…1本　　シナモン…適宜

作り方

1 バナナの皮に縦に1本切れ目を入れておきます。

2 オーブントースターの天板にアルミホイルを敷き、**1**を並べて5分焼き、裏返してさらに5分焼きます。

3 全体が真っ黒になったら器に盛り、皮を剥いてシナモンをかけます。

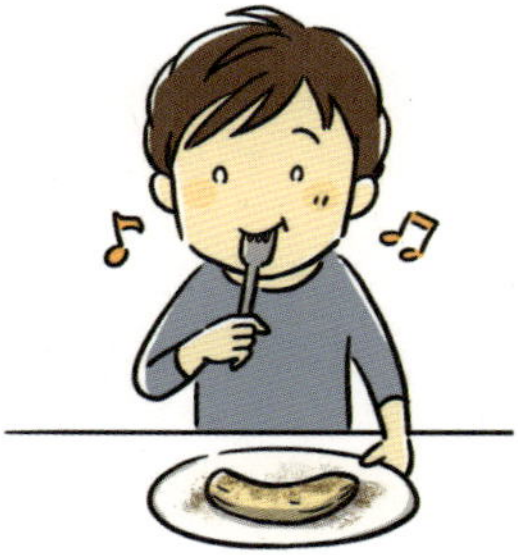

バナナは焼くと濃厚な味わいに！

気虚 気滞 陰虚 痰湿

風邪に効くあったかドリンク

ホットレモネード

5分

材　料（1人分）
レモン（できれば無農薬のもの）…1/2個
はちみつ…大さじ1
しょうが汁…小さじ1
熱湯…150㎖

作り方

1 レモンは1枚薄切りにし、残りは絞ります。

2 カップにレモン汁、はちみつ、しょうが汁を入れてよく混ぜます。お湯を注いだら、薄切りにしたレモンを浮かべます。

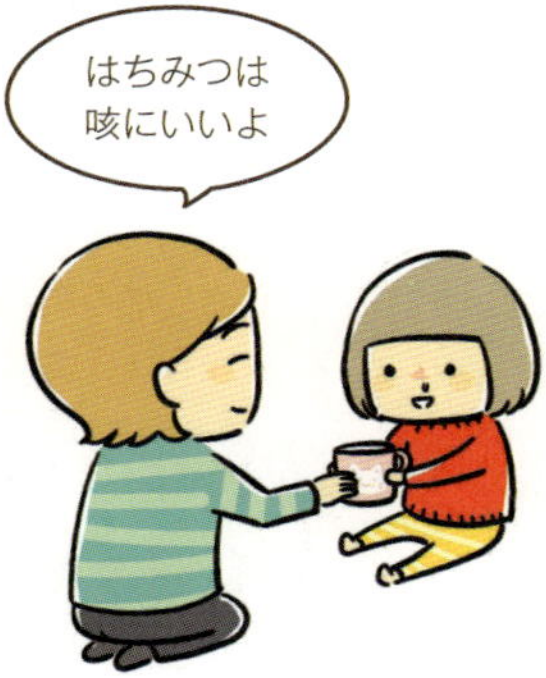

ドライアイ

体に潤いを補給して ドライアイを解消

パソコンやスマホの見過ぎ、部屋の乾燥などによって涙が蒸発しやすくなると「ドライアイ」の状態になります。また、疲労や睡眠不足などによって体全体の潤いが不足すると涙の量が減り、ドライアイになることも。体に潤いを与える食材を摂り、体の水分を補給しましょう。部屋の加湿や、意識的なまばたきで乾燥を防ぐことも大切です。

にんじん

肝の働きを高めて、ドライアイや視力低下の改善に。豊富に含まれるビタミンAには角膜の新陳代謝を促す働きがあります。油と一緒に摂ると吸収率がアップします。

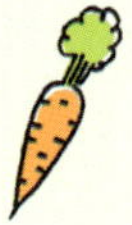

五性 平　帰経 肝・脾・肺

体質 気虚・気滞・血虚・陰虚

ほうれん草

血を補って潤いを与えるため、体全体の乾燥やドライアイの解消に効果的。また、熱を冷まして目の充血を改善します。短時間でさっとゆでると栄養の損失を少なくできます。

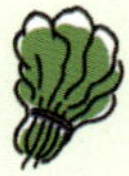

五性 涼　帰経 肝・脾・肺

体質 気虚・血虚・瘀血・陰虚

あさり

血を補い、イライラを和らげて、体をリラックスさせます。視神経の働きを改善するビタミンB群を多く含むほか、ミネラルも豊富なので、体力アップが期待できます。

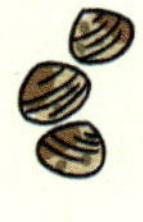

五性 寒　帰経 肝・脾・腎

体質 気滞・血虚・陰虚

ブロッコリー

ブロッコリーに含まれるビタミンCには抗酸化作用や目の粘膜保護の働きがあり、ドライアイを改善します。ブルーライトから目を守る効果のあるルテインも含まれています。

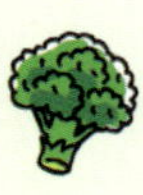

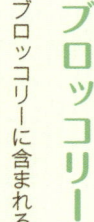

五性 平　帰経 肝・脾・腎

体質 気虚・気滞

気虚 気滞 血虚 瘀血 陰虚

油と合わせて栄養の吸収率UP！

にんじんとツナのマヨネーズ炒め

10分

材料（2人分）

にんじん…1本
ツナ缶…1缶（約80g）
マヨネーズ…小さじ2
しょうゆ…小さじ1

作り方

1 にんじんは皮を剥いたら、ピーラーを使って約1cm幅のリボン状にします。ツナは汁を切っておきます。

2 フライパンにマヨネーズを入れて熱し、にんじんを炒めます。全体に油が回ったら、ツナを加えて炒め合わせます。

3 全体がなじんだら、しょうゆを加えてさっと和えます。

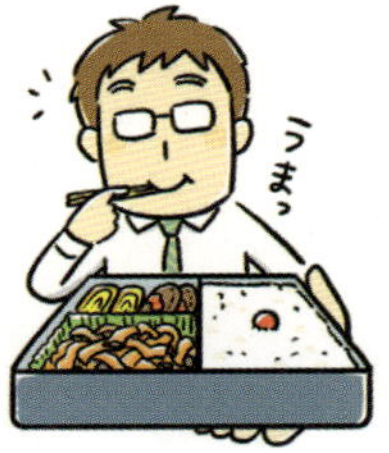

冷めてもおいしいので
お弁当にもおすすめ！

気虚 気滞 血虚 瘀血 陰虚 痰湿

潤いUP食材で乾いた目の改善に

あさりとブロッコリーのワイン蒸し

30分

材料（2人分）

あさり（砂抜きしたもの）…300g
ブロッコリー…1/2株
にんにく…2片
とうがらし…1本
白ワイン…100mℓ
オリーブオイル…大さじ1
こしょう…少々

作り方

1 あさりは洗って水気を切り、ブロッコリーは小さめの房に分け、にんにくは半分にして潰します。とうがらしは種を取り除きます。

2 フライパンにオリーブオイル、にんにく、とうがらしを入れて弱火にかけ、香りが立ったら、あさり、ブロッコリー、白ワインを入れてふたをして蒸します。

3 あさりが開いたらこしょうをふります。

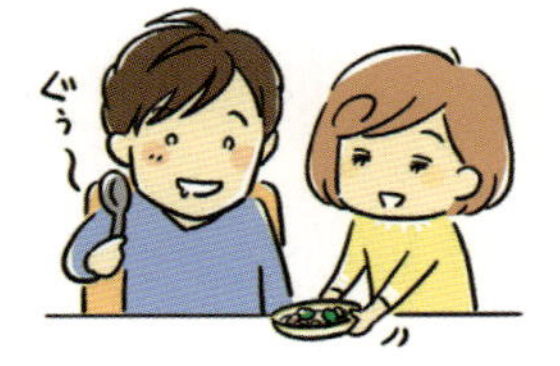

栄養たっぷりのスープを
ブロッコリーに絡めて食べてね

眼精疲労

適度な休息で目もリラックスさせて

眼精疲労は、目の栄養源である血が不足している状態。血は、目を酷使することや心身のストレス、疲労によって消耗されるため、休息を適度にとり、リラックスするよう心がけましょう。

また、血は肝に蓄えられるため、肝の働きを高める食材を取り入れるのがおすすめです。

レバー

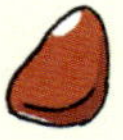

目と関係の深い肝の働きを高めるため、目のトラブル全般の解消に。ビタミンＡのほか、視神経の情報伝達をサポートすると言われる亜鉛も多く含まれています。

五性 豚・鶏…温、牛…平
帰経 肝・脾・腎
体質 血虚

枝豆

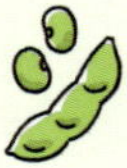

気血を補い、体に元気を与えます。枝豆に含まれるビタミンＢ群は目の疲れの解消に効果を発揮し、目薬の成分にも使われています。タンパク質も豊富なので疲労回復にも。

五性 平　**帰経** 脾・腎
体質 気滞・血虚・痰湿

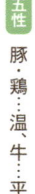

しめじ

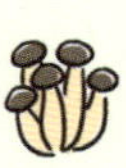

目の栄養源である血を補う食材。血行を良くし、冷えを改善します。イライラや神経の高ぶりを抑えるＧＡＢＡも豊富で、リラックス効果も期待できます。

五性 涼　**帰経** 肺・腎
体質 血虚・陰虚・痰湿

いか

血を補い、肝の働きを助けます。タウリンを多く含むので、疲労回復効果が高く、体をリラックスさせ、目の神経を休ませます。

五性 平　**帰経** 肝・腎
体質 気虚・気滞・血虚・瘀血・陰虚

気虚　血虚　痰湿

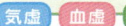

甘辛味で食べやすい

鶏レバーのしぐれ煮

30分

材　料（4人分）
鶏レバー…200g
しょうが…2片
水…100ml
酒…大さじ2
しょうゆ…大さじ2
みりん…大さじ2
砂糖…大さじ1

作り方

1 しょうがは薄切りにします。鶏レバーは切り開いて血管や脂肪を取り除き、食べやすい大きさに切ったら、水（分量外）の中で洗ってざるに上げます。

2 沸騰したお湯（分量外）に鶏レバーを入れて1分間ゆでたら、ざるに上げます。

3 鍋にすべての材料を入れ、中火で煮ます。あくを取り除きながら、水分が少なくなるまで20分程煮詰めます。

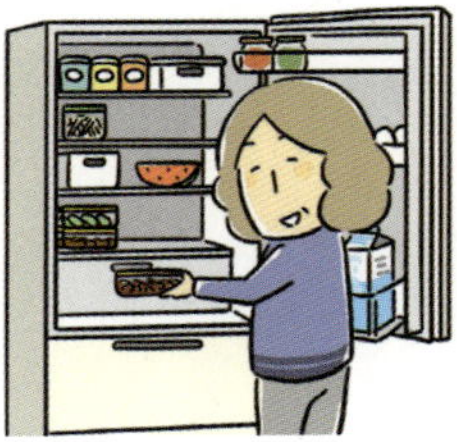

冷蔵庫で5～6日
保存可能です

気虚　血虚　陰虚　痰湿

おやつ感覚で食べれば、目の疲労も解消！

枝豆チーズ

15分

材　料（2人分）
枝豆…50g
ピザ用スライスチーズ…2枚
黒こしょう…適宜

作り方

1 枝豆は熱湯でゆで、粗熱を取ったらさやから実を外しておきます。スライスチーズは1枚を4等分します。

2 クッキングペーパーの上に枝豆を8カ所に分けて置き、それぞれの上にチーズをのせます。

3 オーブントースターで2～3分ほど加熱します。チーズがカリカリになったら黒こしょうをふります。

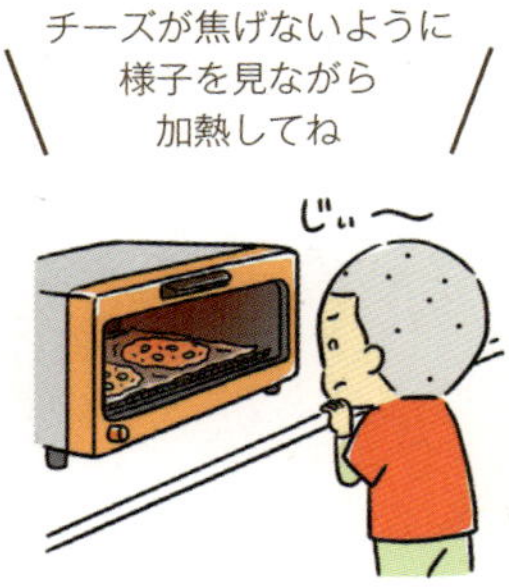
チーズが焦げないように
様子を見ながら
加熱してね
じぃ～

口渇

口呼吸をやめて口の中の乾燥を防ぐ

水を飲んでも治らない慢性的な口の渇きは、加齢による腎の弱り、ストレスによる唾液量の減少などが考えられます。女性は、更年期のホルモンバランスの乱れから唾液の分泌が減ってしまうことも。噛みごたえのあるものを食べて、口の周りの筋肉を動かすようにしましょう。また、姿勢が悪くなると口呼吸になりやすいので注意して。

トマト

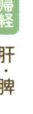

体に潤いを与え、喉の渇きを取ります。体を冷やす作用がありますが、加熱調理すると体を冷やし過ぎず、血行促進にも。肝の働きを整えるので、老化防止にも有効です。

五性 涼　**帰経** 肝・脾
体質 血虚・瘀血・陰虚

きゅうり

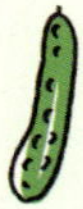

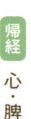

90%以上が水分であるきゅうりは、体の熱を冷まし潤いを高めるため、発熱時の喉の渇きや痛みを緩和します。利尿作用も高いのでむくみの解消にも。

五性 涼　**帰経** 心・脾
体質 陰虚・痰湿

小松菜

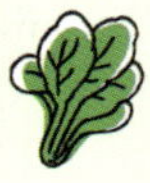

不安やイライラを抑えて精神を安定させるため、ストレスからくる口の渇きの改善におすすめ。体のほてりやだるさなど更年期の不調を改善する効果もあります。

五性 涼　**帰経** 脾・肺
体質 気滞・瘀血・陰虚

キウイフルーツ

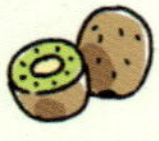

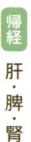

体の熱を冷まして、喉を潤すため、のぼせなどを緩和します。水分だけでなく、ミネラル分もバランス良く含まれているので、運動後など汗をかいた後の水分補給にもおすすめ。

五性 寒　**帰経** 肝・脾・腎
体質 気滞・陰虚・痰湿

気虚 気滞 血虚 瘀血 陰虚 痰湿

体の熱を冷まして潤いアップ！

トマトときゅうりのさっぱりマリネ

30分

材　料（2人分）
トマト…1個
きゅうり…1本
玉ねぎ…1/4個

A
酢…大さじ1
オリーブオイル…大さじ2
砂糖…小さじ1
塩こしょう…少々

作り方

1 トマトときゅうりは一口大の乱切りにし、玉ねぎはみじん切りにします。

2 ボウルにAを入れてよく混ぜ、玉ねぎを加えて混ぜ合わせます。

3 **2**にトマトときゅうりを入れて和え、冷蔵庫で20分ほど冷やして味をなじませます。

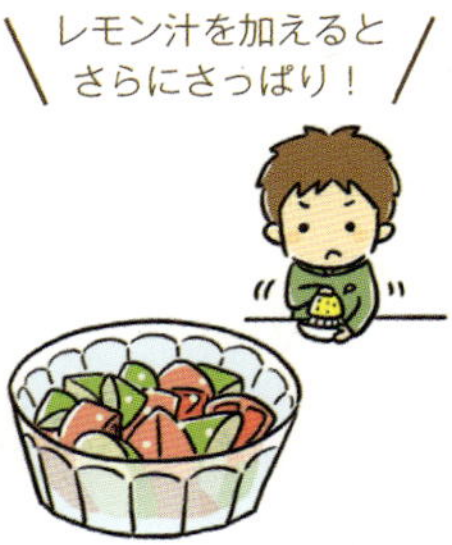
レモン汁を加えると
さらにさっぱり！

気虚 気滞 陰虚 痰湿

手軽に潤い補給ができる

キウイフルーツのジャム

（なじませる時間は除く）30分

材　料
キウイフルーツ…3個
グラニュー糖…100g
レモン汁…大さじ1と1/2

作り方

1 キウイフルーツは皮を剥き、3mm厚さのいちょう切りにします。

2 鍋に**1**を入れて、グラニュー糖をまぶして全体に絡めたら、そのまま1時間置きます。

3 キウイフルーツの水分が出たら、強火にかけ、出てきたあくを取ります。

4 あくを取ったらレモン汁を加えて混ぜ合わせ、かき混ぜながら強火で煮詰めます。

煮沸消毒した保存瓶に入れてね

だるさ

だるさの原因は湿気
たまった水分は排出を

湿気の多い雨や曇りの日、梅雨時でジメジメしている時は、体の中に湿気がたまるため、体がだるくなりがちです。それ以外にも、脾の働きが悪くなり、体内に余分な水分がたまることもだるさの原因に。暴飲暴食や冷たいものの摂り過ぎなど、胃腸に負担のかかる食生活を避け、水分代謝を高める食材を積極的に食べましょう。

豆腐

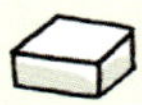

体の熱を冷ましながら、適度な潤いを与えます。良質なタンパク質のほか、精神を安定させる効果のあるトリプトファンが豊富に含まれるため、心身の疲労回復につながります。

五性 涼　**帰経** 脾・肺
体質 気虚

長いも

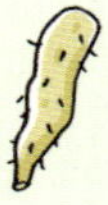

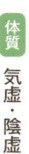

脾、肺、腎を補い、疲労回復や滋養強壮に役立つ食材です。水分代謝も促すため、体の余分な湿気を取り、だるさの解消に。生で食べると口がかゆくなる場合は加熱して。

五性 平　**帰経** 脾・肺・腎
体質 気虚・陰虚

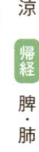

ゴーヤー

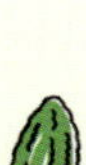

ほてりや熱を冷まし、水分バランスを整える働きがあるため、夏のだるさや夏バテの解消に。ゴーヤーの苦味成分には、デトックス効果や胃液の分泌を促す効果も。

五性 寒　**帰経** 心・脾・肺
体質 陰虚・痰湿

冬瓜

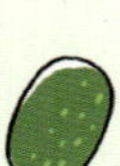

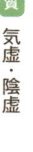

体にこもった熱を冷まし、余分な水分の排出を促して、体のだるさを解消。利尿効果が高く、むくみの改善にも。皮の近くに薬効が多いので、緑色が少し残る程度に剥きましょう。

五性 涼　**帰経** 肺・腎
体質 陰虚・痰湿

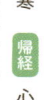

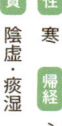

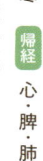

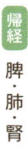

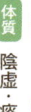

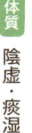

気虚 気滞 瘀血 陰虚

疲労回復におすすめ

長いものにんにくバター焼き

15分

材料（2人分）
長いも…300g　バター…10g　刻みのり…適量
にんにく…1片　しょうゆ…大さじ1

作り方

1 長いもは皮を剥いて1.5cm幅の輪切りに、にんにくはみじん切りにします。

2 フライパンにバターとにんにくを入れて熱し、香りが立ったら、長いもを入れて両面を焼きます。

3 両面に焼き目がついたらしょうゆを回し入れ、全体に絡めます。皿に盛り、刻みのりをかけます。

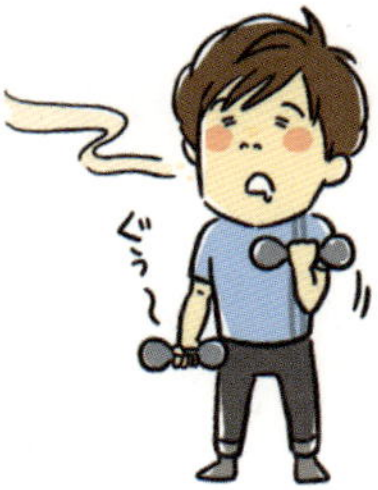
ぐぅ〜
にんにくの香りが食欲をそそる〜！

気虚 血虚 陰虚 痰湿

食欲がない時でも食べられるやさしい味わい

冬瓜のひき肉あんかけ

30分

材料（2人分）
冬瓜…1/8個
鶏ひき肉…100g
B［片栗粉…大さじ1
　水…大さじ2
A［だし汁…400mℓ
　しょうゆ…小さじ2
　みりん…大さじ2
　塩…小さじ1/2

作り方

1 冬瓜は種とわたを取り、薄めに皮を剥いて食べやすい大きさに切ります。

2 鍋にAを煮立ててひき肉を入れ、箸でほぐします。あくを取り除き、冬瓜を入れ、落としぶたをして弱火で15分程煮ます。

3 冬瓜がやわらかくなったら器に取り出し、残った煮汁を再び煮立てます。混ぜたBを鍋に入れ、とろみをつけたら冬瓜にかけます。

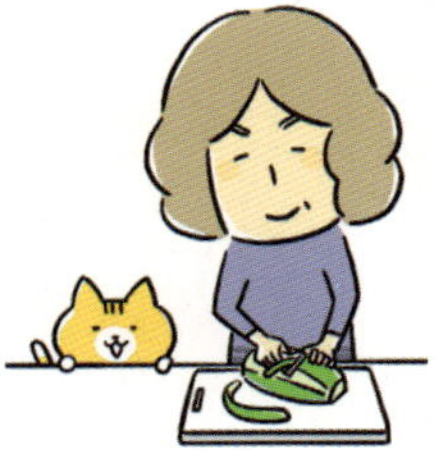
皮はピーラーで薄く剥くと見た目がきれいで栄養も逃さないよ

足のつり

足の冷えは厳禁 潤い補給も改善のコツ

血が不足すると筋肉や組織まで栄養が届かず、足のつりや手足のしびれを引き起こします。また、潤い不足による熱のこもりや冷えによって気血の巡りが悪くなっていることが原因の場合も。血を増やし、潤いを補う食材を摂るほか、足を冷やさないことも大切。レッグウォーマーを履いたり、足湯をしたりすると良いでしょう。

まぐろ

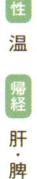

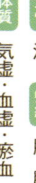

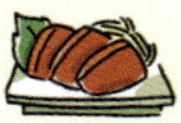

気や血を補い、体を温めるため、筋肉まで栄養を行き渡らせて足のつりを改善します。良質なタンパク質を多く含むので、体力アップや老化防止にも効果的です。

五性 温　**帰経** 肝・脾
体質 気虚・血虚・瘀血

黒きくらげ

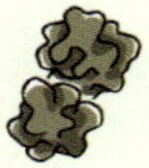

黒きくらげや黒豆、黒ごまなどの黒いものは、血や潤いを補う働きがあり、栄養を体の隅々まで届けてくれます。血を補う効果のほか、血を浄化して滞りを解消します。

五性 平　**帰経** 肝・脾・肺
体質 血虚・瘀血

いか

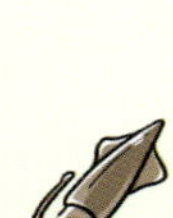

良質なタンパク質が豊富で、筋肉の維持に効果的です。タウリンを多く含み、筋肉疲労を和らげて足のつりを予防します。肝・腎の働きを助けるので、疲労回復や老化防止にも。

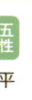

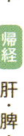

五性 平　**帰経** 肝・腎
体質 気虚・気滞・血虚・瘀血・陰虚

らっきょう

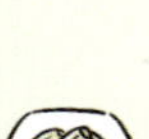

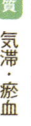

カリウムを多く含み、筋肉疲労の解消をサポートしてくれます。気の巡りを良くするので、冷えを取り除いて筋肉を緩めます。酢と一緒に摂ると血液サラサラ効果がアップ。

五性 温　**帰経** 心・脾・肺
体質 気滞・瘀血

気虚 気滞 血虚 瘀血 陰虚 痰湿

タンパク質たっぷりで筋肉を若々しく

まぐろとやまいもの漬け丼

10分

材 料（2人分）

まぐろ…150g
やまいも…150g
炊いたご飯…茶碗2杯分

A
- しょうゆ…大さじ2
- ごま油…小さじ1
- わさび…少々

青じそ…1枚
刻みのり…適量

作り方

1 まぐろとやまいもは1cm角に切り、青じそは千切りにします。

2 ボウルにAを合わせ、**1**を混ぜ合わせます。

3 器にご飯を盛り、**2**をのせ、刻みのりと青じそを散らします。

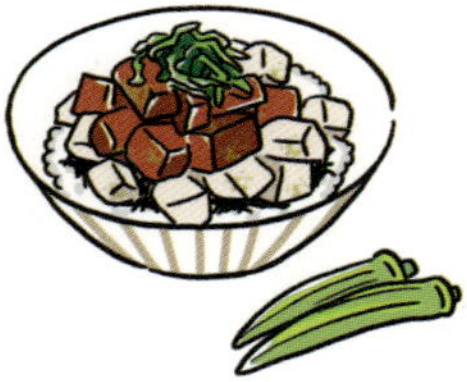

オクラを加えてもおいしいよ

気虚 気滞 血虚 瘀血 陰虚

タウリンで筋肉疲労を解消！

いかのホイル焼き

25分

材 料（2人分）

いか…1杯
マヨネーズ…大さじ1
サラダ油…適量

作り方

1 いかは胴体からわたを抜き、軟骨を外したら、水で洗って2cm幅の輪切りにします。わたは墨袋を取り除き、げそを切り分けます。げそは吸盤を包丁でしごき、2本ずつに切り離します。

2 アルミホイルを広げてサラダ油を薄く引き、いかの胴体とげそ、わた、マヨネーズを乗せて上部を閉じます。

3 **2**をオーブントースターに入れ、15分程加熱します。

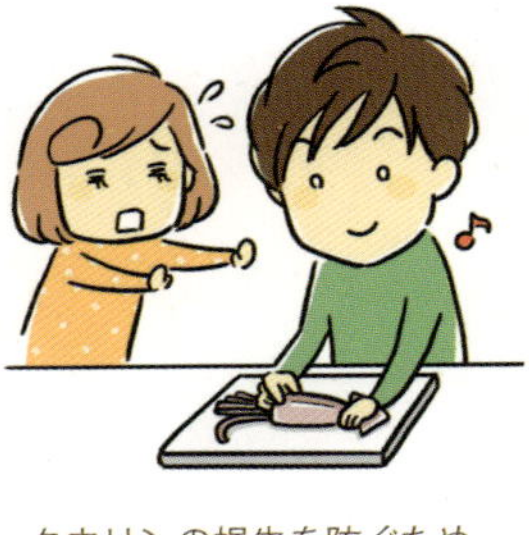

タウリンの損失を防ぐため、
いかの皮は剥かないで

こんな
悩みも改善①

集中力散漫

気が散って集中できない！　そんな時は、腎が弱まっているのかもしれません。腎は知力・体力を維持する役割があります。腎が弱ると、物忘れなどの症状が出やすくなります。集中力がなくなってきたなあ…と思ったら、カシューナッツをかじりましょう！　カシューナッツは、腎と脾に働きかけてくれる食材です。

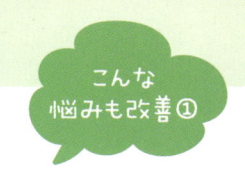

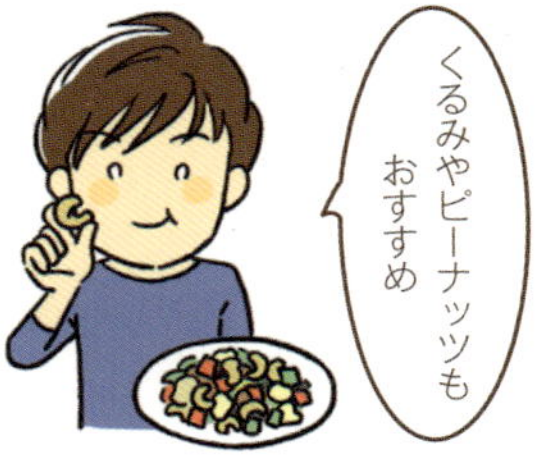

集中力UP＆疲労回復におすすめ

豚肉のカシューナッツ炒め

10分

材　料（2人分）

カシューナッツ…少々
豚肉…150g
ピーマン…1個
しめじ…少々
ごま油…大さじ1
A ［オイスターソース…大さじ1
　 酒…大さじ1
　 しょうゆ…小さじ1

作り方

1 カシューナッツは軽く砕きます。豚肉、ピーマンは一口大に切り、しめじはほぐしておきます。

2 フライパンにごま油を引き、豚肉を炒めます。火が通ったら、ピーマン、しめじ、カシューナッツを加えて軽く炒めます。

3 **2**にAを加えて、軽く炒めます。

豚肉も腎・脾に影響を与える
食材で、アンチエイジングの
効果があるニャ！

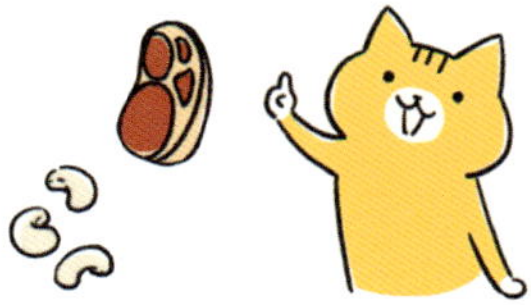

カシューナッツ	五性	平	帰経	脾・腎	体質	気虚・血虚
豚肉	五性	平	帰経	脾・腎	体質	気虚・陰虚

第2章

きれいに
なりたい

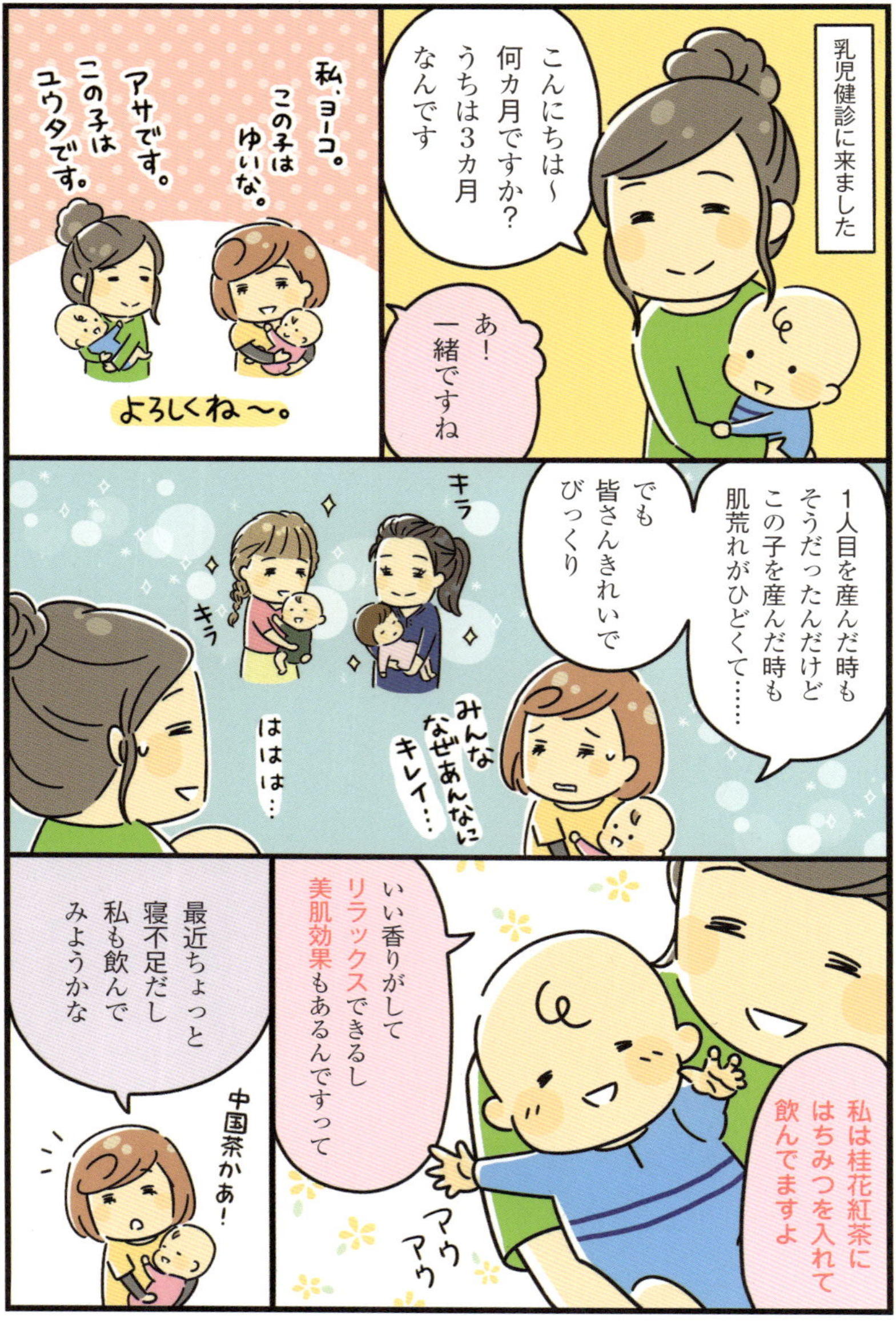
乳児健診に来ました
こんにちは～ 何カ月ですか？ うちは3カ月なんです
あ！ 一緒ですね
私、ヨーコ。この子はゆいな。
アサです。この子はユウタです。
よろしくね～。
1人目を産んだ時もそうだったんだけどこの子を産んだ時も肌荒れがひどくて……
でも皆さんきれいでびっくり
キラ
キラ
みんななぜあんなにキレイ…
ははは…
私は桂花紅茶にはちみつを入れて飲んでますよ
いい香りがしてリラックスできるし美肌効果もあるんですって
アウアウ
中国茶かあ！
最近ちょっと寝不足だし私も飲んでみようかな

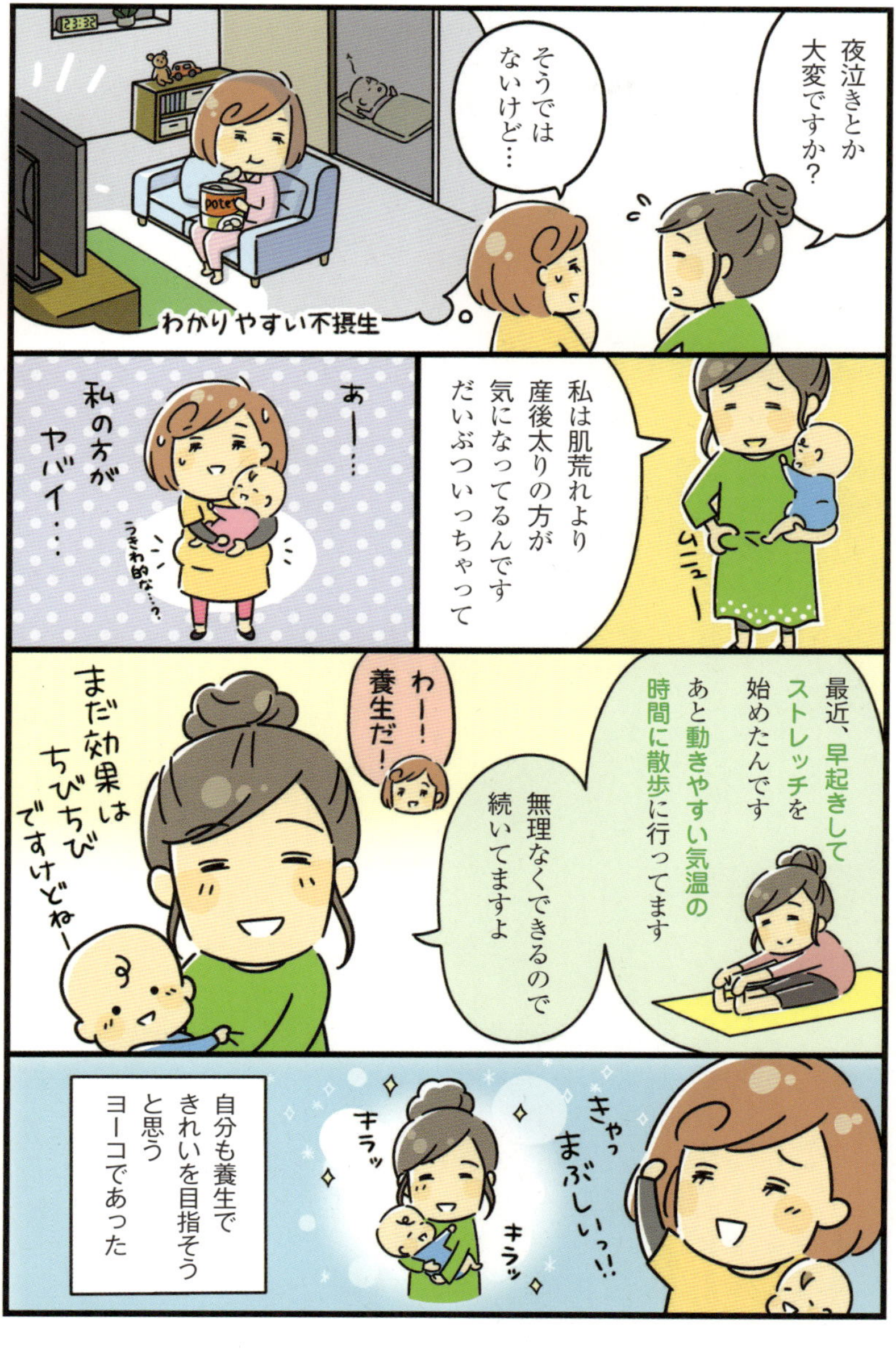
夜泣きとか大変ですか？
そうではないけど…
わかりやすい不摂生
私は肌荒れより産後太りの方が気になってるんですだいぶついっちゃって
ムニュー
あー……
私の方がヤバイ…
うきわ的な…？
最近、早起きしてストレッチを始めたんです
あと動きやすい気温の時間に散歩に行ってます
無理なくできるので続いてますよ
わー！養生だ！
まだ効果はちびちびですけどねー
きゃっまぶしいっ!!
キラッ
キラッ
自分も養生できれいを目指そうと思うヨーコであった

むくみ

水分摂取を控え
発汗でむくみを解消

むくみは、体の中に余分な水分がたまっている状態。水分調節がうまくできていないと、むくみだけでなく、体のだるさや関節の痛み、頭痛、胃もたれなど、さまざまな不調を招きます。冷たいものや水分を控え、利尿作用のあるものを摂るようにしましょう。のぼせや皮膚トラブルがなければ、辛いものを食べて発汗を促すのもおすすめです。

とうもろこし

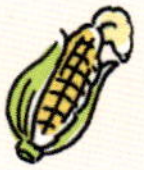

利尿作用があり、水分代謝を促すため、むくみやだるさの解消に効果的。芯にも薬効があります。ひげの部分を煎じた「とうもろこし茶」を常飲するとむくみ予防に。

五性 平　帰経 脾・肺
体質 気虚・痰湿

せり

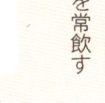

体の余分な熱を冷まし、水分代謝を促します。独特の香り成分は、ストレスの緩和や肩こりの改善に効果的。根の部分も栄養豊富なので、煮物や鍋料理などに加えて食べましょう。

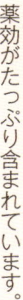

五性 涼　帰経 肺
体質 気虚・気滞・瘀血

セロリ

利尿作用があり、体内の余分な水分の排出に効果的です。セロリ特有の香り成分が気の巡りを良くし、頭痛やのぼせ、高血圧の改善に。葉にも薬効がたっぷり含まれています。

五性 涼　帰経 肝・肺・腎
体質 気滞・陰虚・痰湿

ゆず

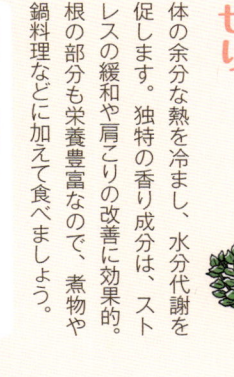

柑橘類の香りは体の中にたまった余分な水分の排出を促します。皮には精神安定やリラックス効果もあります。鍋料理の薬味や温かいゆず茶など、体を冷やさない調理法を選んで。

五性 涼　帰経 心・脾
体質 気滞・瘀血

気虚 痰湿

とうもろこしの栄養をまるごと！

とうもろこしごはん

60分

材　料（4人分）
とうもろこし…1本　塩…小さじ1　しょうゆ…小さじ1
米…2合　バター…10g

作り方

1 米は炊く20～30分前に洗い、ざるに上げておきます。とうもろこしは皮を剥いて半分の長さに切り、包丁で実をそぎ落とします。ひげは短くざく切りにします。

2 炊飯器に米を入れ、2合の目盛りまで水を加えたら、塩を入れて混ぜます。とうもろこしの芯、実、ひげをのせて炊きます。

3 炊き上がったら芯を取り除き、バターとしょうゆを加えてさっくりと混ぜます。

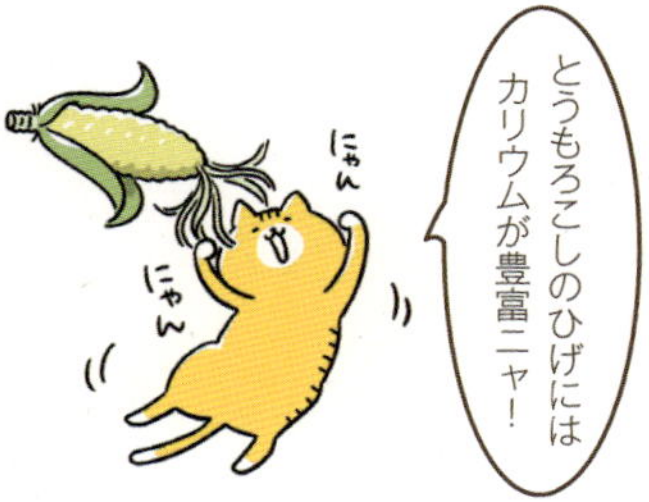
とうもろこしのひげには
カリウムが豊富ニャ！
にゃん
にゃん

気虚 気滞 血虚 瘀血 陰虚 痰湿

スープも余さず食べて水分代謝を促進！

せり鍋

10分

材　料（4人分）
せり…300g　きのこ類…適量　A［みりん…大さじ1
鶏もも肉…2枚　A［だし汁…800㎖　塩…小さじ1/2
豆腐…1丁　しょうゆ…大さじ2

作り方

1 せりは根を丁寧に洗い、根を付けたまま5cmの長さに切ります。豆腐は食べやすい大きさに、鶏肉は一口大に切ります。きのこ類は小房に分けます。

2 土鍋にAを入れて強火にかけ、ひと煮立ちしたら、せり以外の具材を入れます。

3 鶏肉に火が通ったら、せりを加えてさっと煮ます。

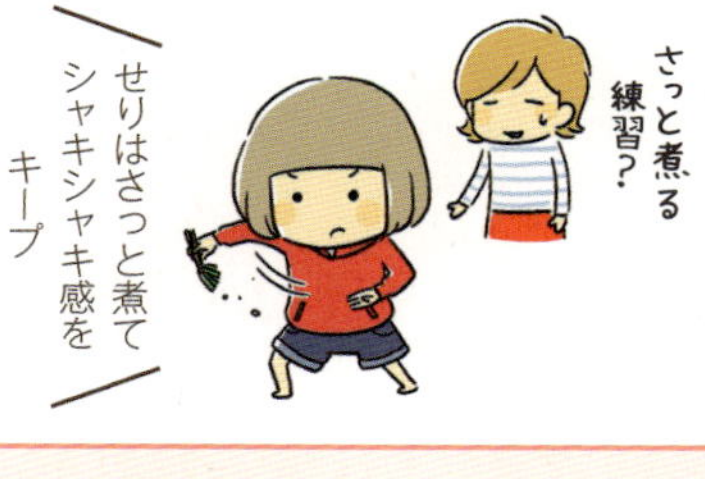
せりはさっと煮て
シャキシャキ感を
キープ
さっと煮る
練習？

ダイエット

余分なものを排出して太りにくい体をつくる

漢方では、肥満は、気・血・水のいずれか、もしくは複数が滞っていることが原因であると考えます。単に食べないだけのダイエットはエネルギー不足となり、基礎代謝が悪くなるため、体脂肪が燃焼されにくくなります。必要なものを食べて、余分なものをスムーズに排出することで、太りにくい体をつくりましょう。

やまいも

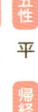

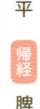

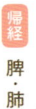

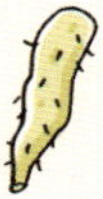

胃腸の働きを高めて体を元気にするため、筋肉不足で体全体がたるみがちな人におすすめです。しっかり食べてエネルギーを補給することで代謝を高め、脂肪を燃焼させます。

五性 平　帰経 脾・肺・腎
体質 気虚・陰虚

まいたけ

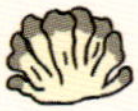

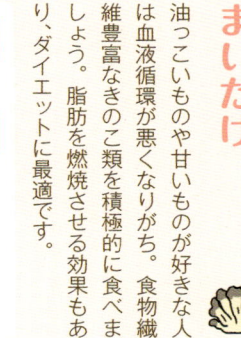

油っこいものや甘いものが好きな人は血液循環が悪くなりがち。食物繊維豊富なきのこ類を積極的に食べましょう。脂肪を燃焼させる効果もあり、ダイエットに最適です。

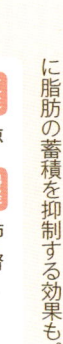

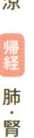

五性 温　帰経 脾
体質 気虚・陰虚

りんご

りんごの食物繊維には、血液中のコレステロールを下げたり、血糖の上昇を抑えたりする働きがあります。腸内の善玉菌を増やし、悪玉菌を減らすので便秘の改善にも。

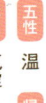

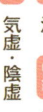

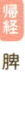

五性 平　帰経 肝・脾・肺・腎
体質 気虚・陰虚

冬瓜

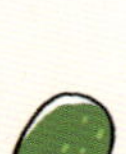

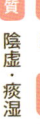

ほぼ水分の低カロリーな食材。利尿作用があり、体内の余分な水分を排出しむくみを解消するため、体をすっきりさせます。サポニンという成分に脂肪の蓄積を抑制する効果も。

五性 涼　帰経 肺・腎
体質 陰虚・痰湿

気虚　気滞　陰虚

便秘解消でダイエットをサポート！

とろろなめこそば

15分

材料（1人分）

そば（ゆで）…1玉
やまいも…約5cm（70g）
なめこ…50g

A［めんつゆ（3倍濃縮）…50㎖
　水…300㎖

作り方

1 やまいもは皮を剥き、おろし器ですりおろします。なめこはざるに入れて、熱湯を回しかけます。

2 鍋にAを入れてひと煮立ちさせます。そばとなめこを加えてさらに1分煮立たせます。

3 器に**2**を入れ、とろろをかけます。

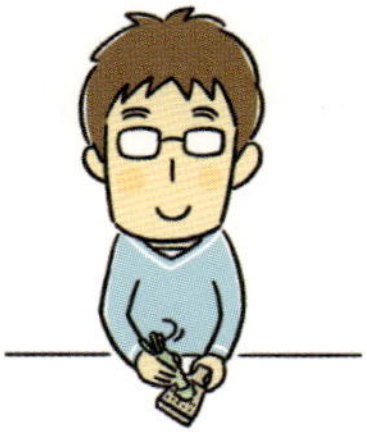

とろろにわさびを添えると風味が良くなります

気虚　気滞　血虚　瘀血　陰虚　痰湿

脂肪燃焼効果のあるまいたけでご飯をかさ増し！

まいたけとさばの炊き込みご飯

60分

材料（2人分）

米…2合
まいたけ…1パック
さば水煮缶…1缶
小ねぎ…1本

A［酒…大さじ1
　しょうゆ…大さじ1
　みりん…小さじ2

作り方

1 米は炊く30分前に洗い、ざるに上げておきます。さば缶はさばと缶汁に分けます。まいたけは石づきを落とし、ほぐします。小ねぎは小口切りにします。

2 炊飯器に米、A、さばの缶汁を入れた後、2合の目盛りまで水を入れます。さばとまいたけをのせて炊きます。

3 炊き上がったら全体を切るようによく混ぜます。茶碗に盛り付け、小ねぎを散らします。

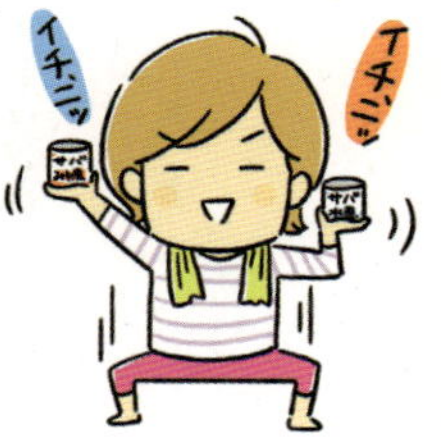

栄養豊富で手軽なさば缶はダイエットの味方！

なす

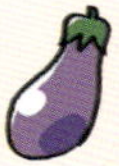

血液の流れを良くするほか、利尿を促してむくみを改善します。また、なすに含まれるアントシアニンは、老化の原因となる活性酸素を抑制し、老化予防に効果的です。

五性 寒 帰経 脾・肺
体質 瘀血・痰湿

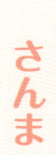

しそ

ストレスがあるとエネルギーの巡りが悪くなり、脂肪がたまりがち。香りの良い食材はエネルギーの巡りを改善するため、体液の流れをスムーズにし、脂肪を排出しやすくします。

五性 温 帰経 脾・肺
体質 気滞・痰湿

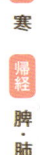

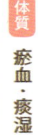

さんま

下半身に冷えを感じる人や婦人科系のトラブルが多い人は、瘀血状態で内臓脂肪がたまっている可能性が。青魚は血の巡りを良くし、体を温めて太りにくい体をつくります。

五性 平 帰経 脾
体質 気虚・気滞・血虚・瘀血

烏龍茶

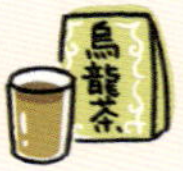

脂肪の吸収を抑制し排出を促すため、肥満の予防に。利尿作用もありむくみを改善します。中でも鉄観音茶は体脂肪を分解させる働きがあり、中性脂肪が気になる人におすすめ。

五性 涼 帰経 肝・脾
体質 気滞・瘀血・痰湿

酢を活用して体質改善

酢には、脂肪の合成を抑制したり、付いてしまった脂肪の分解を促したりする働きがあるため、太りにくい体をつくるのにぴったりです。一日に大さじ1～2杯を目安に、毎日摂るのがポイント。

特に黒酢は、代謝アップに欠かせないアミノ酸が豊富。味もまろやかで飲みやすいのでおすすめです。

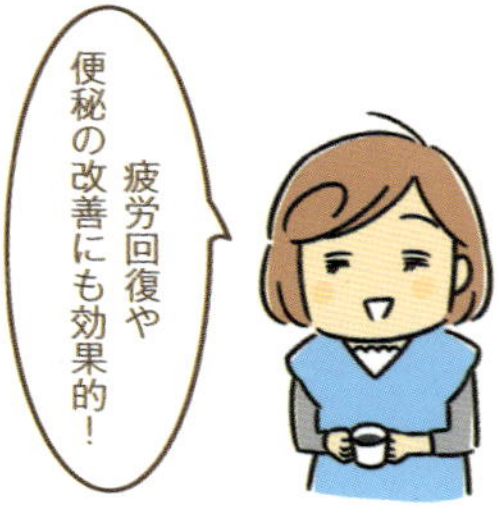

気虚　気滞　瘀血　痰湿

むくみを取り、老化も予防

蒸しなすのポン酢がけ

15分

材　料（2人分）　なす…３～４本　青ねぎ…1/3本　ポン酢…大さじ２

作り方

1 青ねぎは小口切りにします。なすはへたを切り落とし、しま目に皮を剥いたら１本ずつラップに包み、電子レンジ(600W)で３分ほど加熱します。

2 加熱後、粗熱が取れたらラップを剥がし、１本を５～６等分に割きます。

3 ボウルになすとポン酢を入れてよく和えたら器に盛り付け、青ねぎを散らします。

しま目に剥くと
加熱しやすく、
味もしみ込むよ

気虚　気滞　血虚　瘀血　陰虚　痰湿

いろいろな料理に使って太りにくい体づくりに

青じそのジェノベーゼソース

15分

材　料

青じそ…５束（約50枚）
にんにく…１片
ピーナッツ（無塩）…20g
粉チーズ…20g
オリーブオイル…100mℓ
塩…小さじ１

作り方

1 青じそは軸を取り除きます。

2 フードプロセッサーに、青じその半量とにんにく、塩、オリーブオイルを半量（50mℓ）入れて攪拌します。ペースト状になったら、残りの青じそとオリーブオイルを入れてさらに混ぜます。

3 **2**にピーナッツと粉チーズを加えて、全体が滑らかになるまでしっかり攪拌します。

焼いた肉や魚にかけたり、
パスタソースにしたり
いろいろな料理に活用できるよ

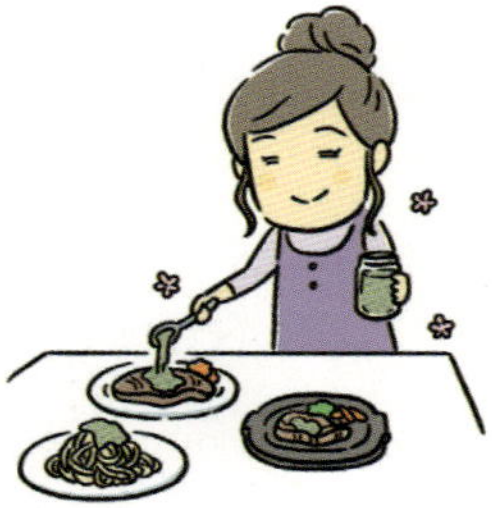

ニキビ

食生活を見直し
体の中の熱を発散

漢方において、皮膚トラブルは体内の不調のサインと考えます。ポツンとできる赤いニキビは、体内でこもっている熱が血液まで入り込んでいる状態です。夏野菜などを活用し、たまった熱を発散させることが改善のカギとなります。コーヒーや甘いもの、刺激物は熱のもとになるので控えましょう。

トマト

体にたまった熱を冷まし、潤いを与えるので美肌づくりや老化防止にぴったり。抗酸化作用の強いオリーブオイルと組み合わせると、紫外線から肌を守る効果も期待できます。

五性 涼　帰経 肝・脾
体質 血虚・瘀血・陰虚

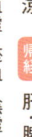

きゅうり

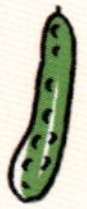

体にたまった熱やほてりを冷まして、健康な肌をつくります。体が冷え過ぎるのを防ぐため、常温もしくはサッと炒めるなどして、温めて食べましょう。

五性 涼　帰経 心・脾
体質 陰虚・痰湿

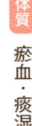

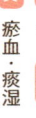

なす

体の熱を冷まして血液の流れを良くするほか、熱っぽい腫れを解消します。紫色の部分にはナスニンというポリフェノールが多く含まれており、老化防止に有効です。

五性 寒　帰経 脾・肺
体質 瘀血・痰湿

玉ねぎ

血や気の巡りを良くするため、血の滞りによってできる芯のあるニキビの解消に役立ちます。抗酸化作用のあるポリフェノールによってアンチエイジング効果も期待できます。

五性 温　帰経 脾・肺
体質 気滞・瘀血・痰湿

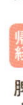

気虚 気滞 血虚 瘀血 陰虚 痰湿

美肌食材でニキビ解消！

たっぷりトマトそうめん

15分

材料（2人分）

- トマト…2個
- ツナ缶…1缶
- そうめん…3束
- しょうが…1/2片
- 青じそ…2枚
- A
  - ポン酢…大さじ2
  - ごま油…大さじ1

作り方

1 トマトは1cm角に切り、しょうがと青じそは千切りにします。ツナは缶汁を切り、そうめんはゆでて流水で洗った後、水気を切ります。

2 ボウルにAを入れてよく混ぜたら、トマトを加えて和えます。

3 **2**にそうめんとツナを加えてよく和え、皿に盛り、しょうがと青じそを散らします。

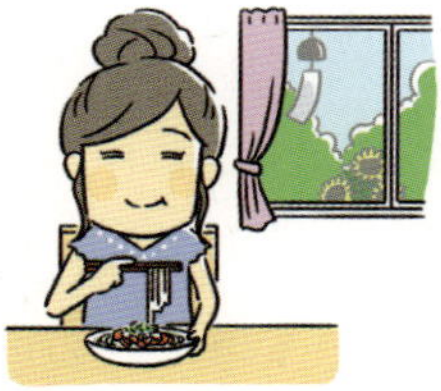

さっぱり食べられるから夏のランチにも！

気虚 気滞 瘀血 陰虚 痰湿

ほてりを冷まして美肌に導く

きゅうりと豚肉のにんにく炒め

15分

材料（2人分）

- きゅうり…2本
- 豚肉（小間切れ）…150g
- にんにく…1片
- ごま油…大さじ1
- A
  - 酒…小さじ2
  - しょうゆ…小さじ1
  - 片栗粉…小さじ1

作り方

1 豚肉はAと合わせて揉み込みます。きゅうりは長さを3等分に切り、縦に4つ割りにします。にんにくはみじん切りにします。

2 フライパンにごま油とにんにくを入れて熱します。香りが立ったら豚肉を加え、ほぐしながら炒めます。

3 肉の色が変わったらきゅうりを加え、色が鮮やかになるまで炒め合わせます。

きゅうりは切った後、塩をふって少し置いてからペーパータオルで水気を拭くと、炒めても水っぽくなりません。

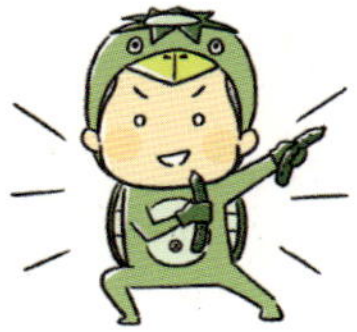

肌の乾燥

血を補う食事で肌を潤す

肌の乾燥の主な原因は血や潤いの不足。血が不足すると全身に栄養が行き渡らなくなり、肌を乾燥させます。水分の摂り過ぎで老廃物が滞り、潤いが不足する場合もあります。血を補う食材を積極的に取り入れ、内側から体を潤しましょう。

　また、肌が乾燥してかゆい時は、皮脂を守るために、長く湯船につかるのは避けましょう。

手羽先

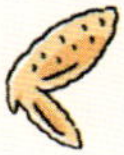

コラーゲンが豊富で、ハリのある若々しい肌をつくります。コラーゲンはビタミンCと一緒に摂ることで体に吸収されるため、野菜と組み合わせてスープにするのがおすすめ。

五性 温　**帰経** 脾
体質 気虚・痰湿

じゃがいも

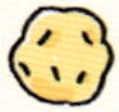

脾の働きを高め、老廃物の排出を促す作用があり、栄養や潤いを体の隅々に行き届けます。しみの予防に有効なビタミンCも豊富。加熱しても栄養の損失が少ない食材です。

五性 平　**帰経** 脾・肺
体質 気虚・痰湿

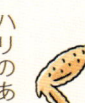

豆乳

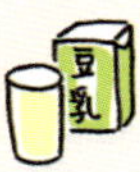

血を補い、体液を増やして潤いを保つ効果があります。また、豆乳に含まれるレシチンは新陳代謝を活発にし、肌のターンオーバーを正常にする働きがあります。

五性 平　**帰経** 脾・肺
体質 血虚

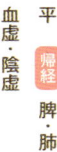

落花生

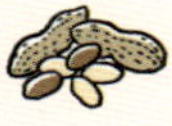

潤い効果が高く、乾燥する季節に摂りたい食材です。薄皮には血を補う薬効があるため、剥かずに食べるのがおすすめ。アレルギー体質の人は食べ過ぎないようにしましょう。

五性 平　**帰経** 脾・肺
体質 血虚・陰虚

気虚 気滞 血虚 瘀血 陰虚 痰湿

じゃがいものビタミンCでコラーゲンの吸収力UP！

手羽先とじゃがいものポトフ

45分

材 料（2人分）

手羽先…4～5本	水…600㎖
じゃがいも…2個	固形スープの素…1個
玉ねぎ…1/2個	オリーブオイル…大さじ1
にんじん…1本	塩こしょう…少々

作り方

1 手羽先は塩こしょう（分量外）をふり、手で揉み込んでなじませます。じゃがいもは4等分、にんじんは一口大、玉ねぎはくし切りにします。

2 鍋にオリーブオイルを熱し、**1**を入れて玉ねぎが透き通るまで炒めます。

3 **2**に水を入れ、固形スープの素を加えます。ふたを少しずらした状態でのせ、じゃがいもがやわらかくなるまで弱火で煮ます。最後に塩こしょうで味を調えます。

フォークで穴を開けておくと味がしみ込みやすいよ

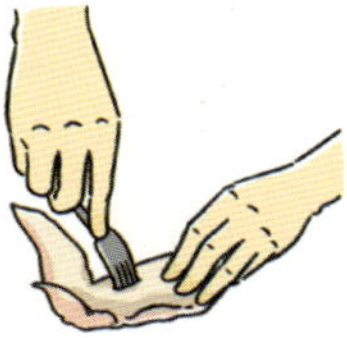

血虚 陰虚

スイーツで潤いをプラス

豆乳プリン

15分（冷蔵庫で冷やし固める時間は除く）

材 料（2人分）　調整豆乳…120㎖　卵…1個　砂糖…大さじ1/2

作り方

1 ボウルに卵を割り入れよく混ぜたら、砂糖を加えてさらに混ぜます。

2 **1**に豆乳を少しずつ加えて混ぜます。茶こしでこしながら耐熱容器に入れ、ふんわりとラップをかけます。

3 **2**を電子レンジ（600W）で2分加熱し、表面が固まったら取り出します。粗熱が取れたら冷蔵庫で冷やして固めます。

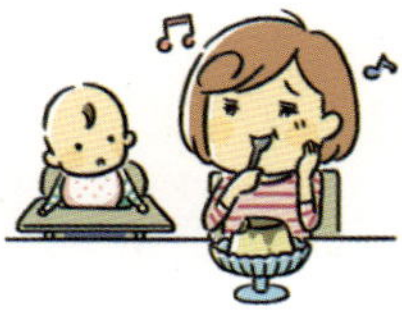

メープルシロップや黒蜜をかけて食べてね

美肌

肺を丈夫にして内側から美肌をつくる

漢方において肺は、皮膚に関係する役割を持つと考えられています。そのため、美肌を保つには肺を丈夫にする食材を取り入れることが大切です。また、ストレスや過労、睡眠不足、食生活の乱れなども内臓の働きを弱め、肌荒れの原因になります。生活習慣を見直し、体の内側から健康な肌をつくりましょう。

黒豆

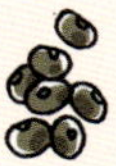

黒い食材の代表格である黒豆は血や生命力を補い、老化防止に有効です。血流を促し、体の隅々まで血が巡るようになるため、冷えからくる肌荒れ改善にもつながります。

五性 平　**帰経** 肝・脾・腎

体質 気虚・血虚・瘀血・痰湿

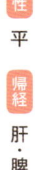

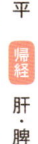

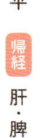

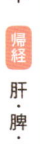

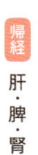

白きくらげ

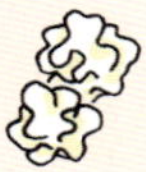

肺を潤す効果があり、肌の乾燥やしわを防ぎます。白い食材(豆腐、豆乳、白菜、ゆり根、れんこん、梨など)には同様の効果があるのでこまめに摂取しましょう。

五性 平　**帰経** 脾・肺・腎

体質 気虚・血虚・陰虚

黒ごま

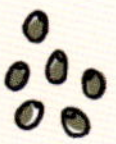

ビタミン類やタンパク質が豊富で、肌に潤いを与え、アンチエイジングに有効です。肝や腎の働きを高めて血や生命力を補い、いきいきした肌をつくります。

五性 平　**帰経** 肝・脾・肺・腎

体質 血虚

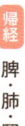

鮭

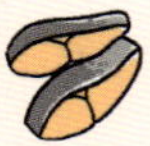

鮭に含まれるアスタキサンチンには強い抗酸化作用があり、老化予防に効果的です。肌の新陳代謝を高める効果もあるため、たるみを防ぎ、ハリのある弾力肌をつくります。

五性 温　**帰経** 脾

体質 気虚・気滞・血虚・瘀血

気虚 血虚 瘀血 痰湿

美肌成分たっぷり！

煎り黒豆

（下準備の時間は除く） 15分

材　料　黒豆…150g

作り方

1 黒豆は1時間ほどたっぷりの水につけて戻し、ざるに上げて1～2時間ほどおき、しっかり水気を切ります。

2 **1**をフライパンに入れ、弱火で乾煎りします。ところどころ皮が剥けて豆の香りがしてきたら火を止めます。

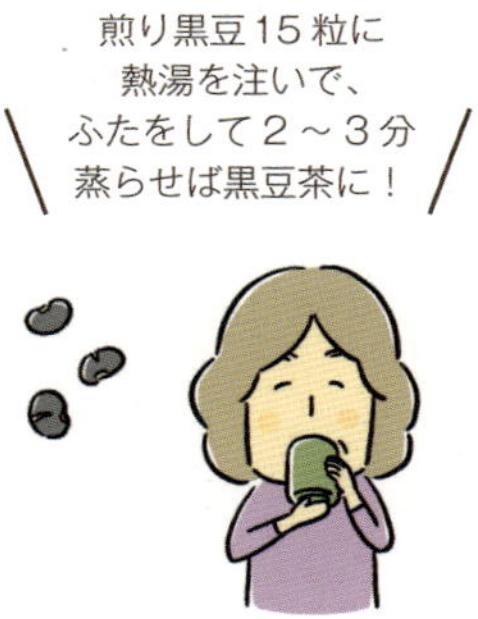
煎り黒豆15粒に
熱湯を注いで、
ふたをして2～3分
蒸らせば黒豆茶に！

気虚 気滞 血虚 陰虚 痰湿

しみ・しわの改善に潤いを

白きくらげと梨のデザート

（戻す時間は除く） 60分

材　料（2人分）

白きくらげ（乾燥）…7g
梨…1個
氷砂糖…30g
水…500㎖
レモン汁…大さじ1

作り方

1 白きくらげはたっぷりの水（分量外）に30分ほどつけて戻し、水気を切って硬い部分を取り除きます。梨は皮を剥いて8等分に切ったら、薄切りにします。

2 鍋に白きくらげと水を入れて火にかけ、沸騰したら弱火にして、とろみが出るまで煮ます。

3 **2**に梨と氷砂糖を加えてさらに30分煮たら、レモン汁を加えて火を止めます。

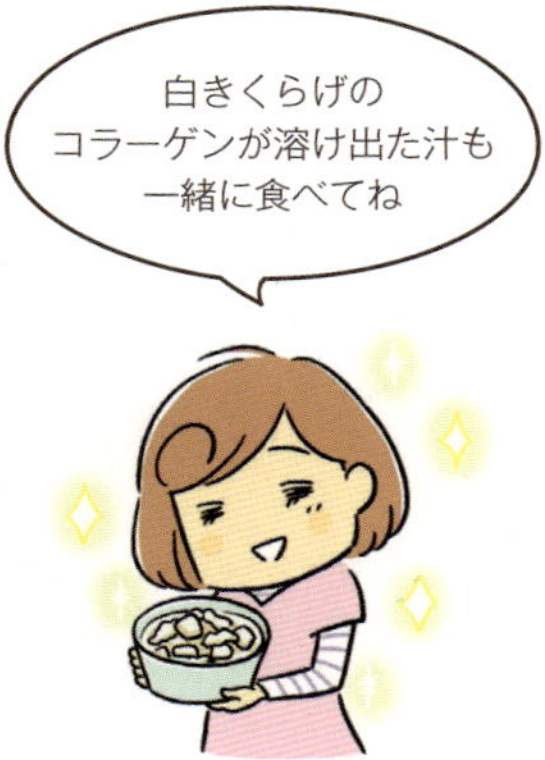
白きくらげの
コラーゲンが溶け出た汁も
一緒に食べてね

アンチエイジング

エネルギーを高めて いつまでも若々しく

漢方において、老化とかかわりが深いのが腎で、生きるエネルギーである気を蓄えるところです。その働きが弱まると、体力の低下や足腰の衰えなどを感じるようになります。

また、冷えと乾燥は老化を進めると考えられています。腎の働きを高める食材に加え、血行を良くし、血を増やす食材を摂りましょう。

羊肉

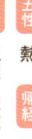

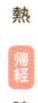

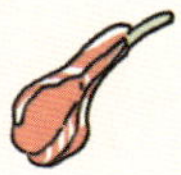

腎を補い、足腰の冷えや痛みを改善するほか、体力の回復にも効果的。また、オメガ3も豊富で、動脈硬化や血栓を予防し、血圧を下げる効果も期待できます。

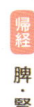

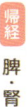

五性 熱　帰経 脾・腎

体質 気虚・血虚

黒米

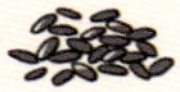

黒い食材は腎の働きを高め、老化防止に役立ちます。消化を良くし、全身に栄養を行き渡らせ、体力・気力を向上させます。黒い色素のアントシアニンは眼精疲労の改善も。

五性 平　帰経 脾・腎

体質 気虚・血虚・瘀血

白きくらげ

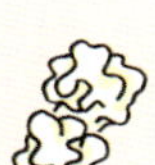

不老長寿の薬として珍重されてきた白きくらげは、老化防止に最適な食材。体に潤いを与えるほか、イライラや不眠など更年期の不快な症状を和らげるのにも効果的です。

五性 平　帰経 脾・肺・腎

体質 気虚・血虚・陰虚

ライチ

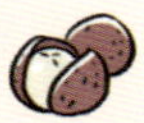

血を補い、乾燥した肌や髪に潤いを与えます。造血のビタミンと言われる葉酸も豊富で、貧血を予防・改善する効果も。入手しやすい缶詰などを活用しても良いでしょう。

五性 温　帰経 肝・脾

体質 気滞・血虚・瘀血・陰虚

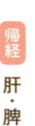

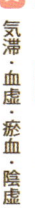

気虚 気滞 血虚 瘀血

良質なタンパク質で若々しい体をキープ

ラムチョップのハーブグリル

40分

材 料（2人分）

ラムチョップ…４本
ローズマリー…２～３枝
にんにく…１片
オリーブオイル…大さじ１
塩…適量
粗びきこしょう…適量

作り方

1 ラムチョップは焼く直前に塩、粗挽きこしょう、すりおろしたにんにくをすり込み、ローズマリーの葉をまぶします。

2 鍋にオリーブオイルを熱し、中火でラムチョップを焼きます。表面に焼き色がついたら、ふたをして５分ほど蒸し焼きにします。

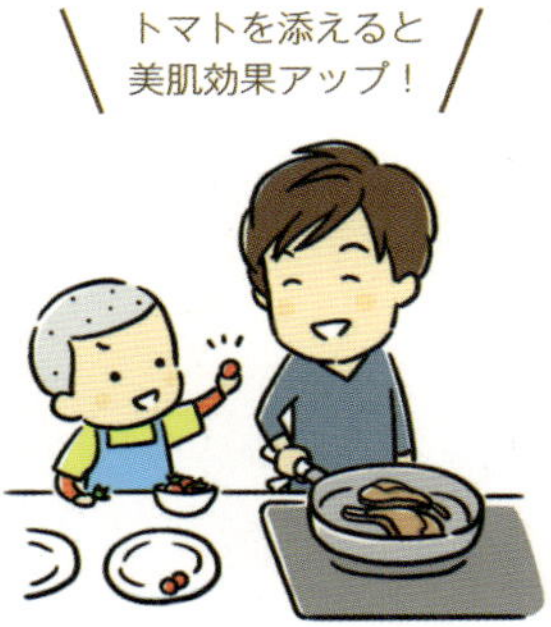
トマトを添えると
美肌効果アップ！

ラムチョップは室温に戻してから調理すると、ふっくら仕上がります。

気虚 気滞 血虚 瘀血 陰虚

体の内側からアンチエイジング

ライチとバナナのヨーグルトスムージー

5分

材 料（1人分）

ライチ（缶詰）…30g
バナナ…1/2本
ヨーグルト…30g
豆乳…50mℓ
はちみつ…小さじ１

作り方

1 バナナは適当な大きさに切ります。

2 すべての材料をミキサーに入れて攪拌します。

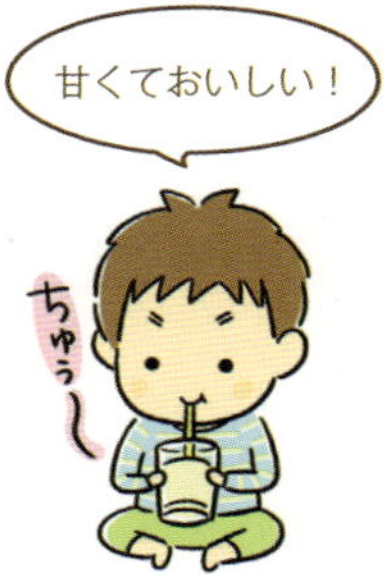
甘くておいしい！
ちゅう〜

季節の養生①

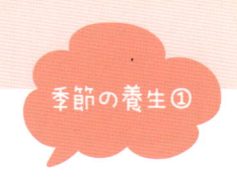

春

春は芽生えの季節。冬にため込んだものを吐き出して、夏に向かって行動開始！

この時期は、環境や人間関係などの変化が多く、ストレス過多になりがちです。「些細なことでイライラ…」「なんだか気分が乗らない…」そんなこともあるでしょう。

春にはゆるさが大切です。気持ちを張り詰めないように、ゆったりと過ごしましょう。着るものも行動も、ゆるゆる、ゆったりと。

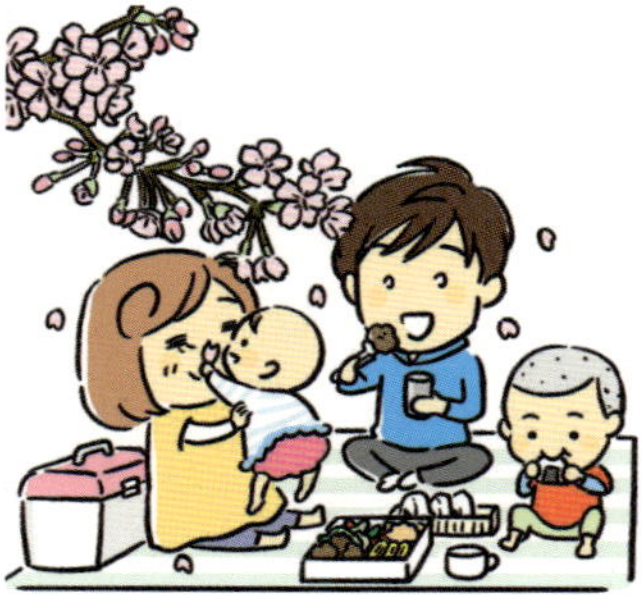

おすすめ養生

早寝早起きをしよう

休むことは大切です。早く寝て英気を養い、早起きをして朝の日差しや空気からエネルギーをもらいましょう。ゆっくり深呼吸するだけでも、緊張がほぐれます。

言動をゆっくりにしよう

せかせかと早口で話したり、つい小走りしたりしていませんか？　急ぐ必要がなければ、いつもよりゆっくり話し、のんびり歩いてみましょう。自分にも、そして相手にも、気持ちにゆとりが生まれます。

「〜しなきゃ！」「〜やらないと！」と考えないようにしよう

自分を律するのは素晴らしいことですが、度が過ぎてしまってはストレスがたまります。「しなければ」ではなく「したい」に変えて取り組んでみましょう。気持ちが高まり、少し楽しくなりませんか？

イライラしないようにしよう

止めようにも止められないのがイライラ。イライラしてきたら、ハーブティーやアロマなど、良い香りをかぎましょう。食事も、香味野菜や柑橘類を多めにするのがおすすめ。

第3章

アレルギーに負けない

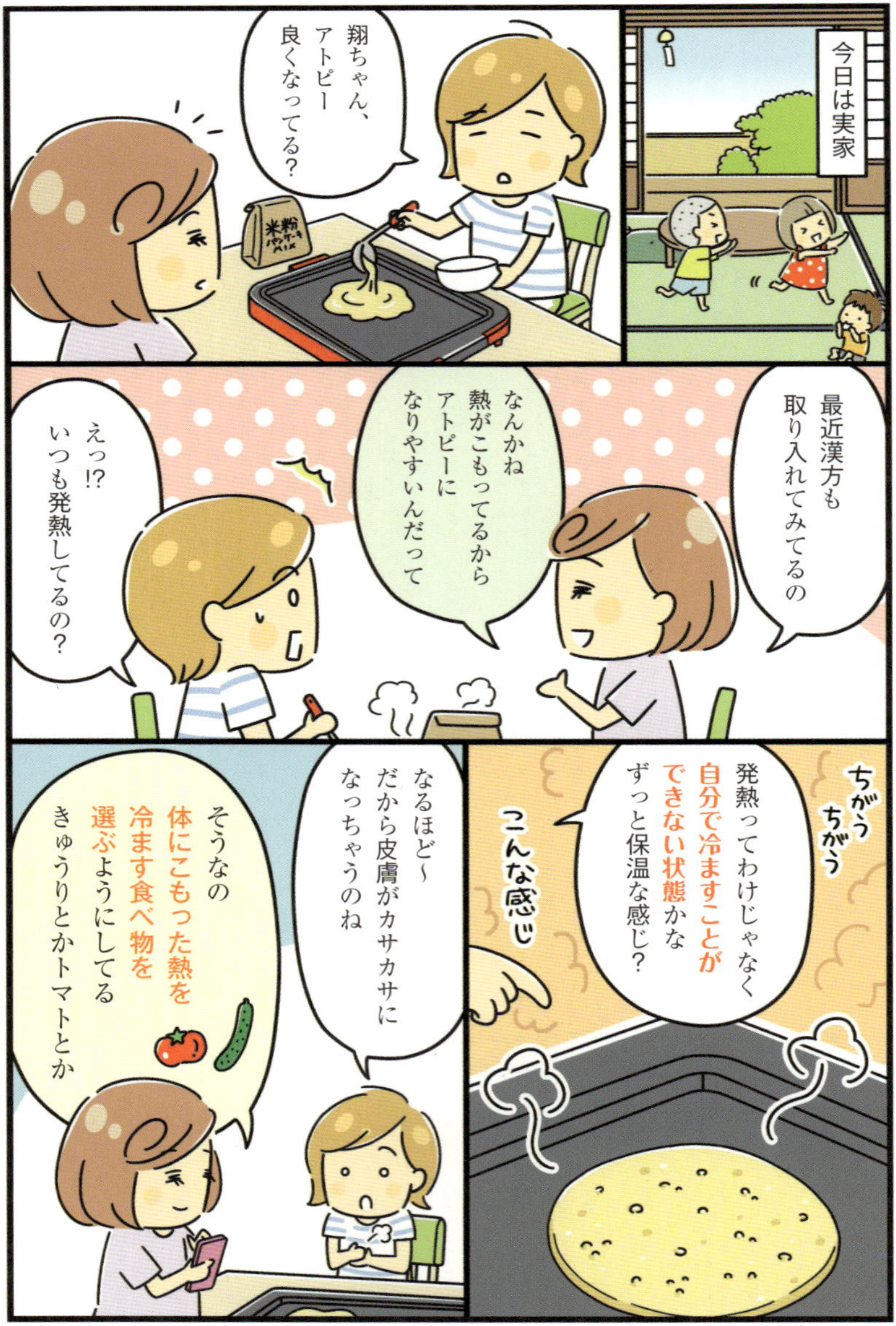
今日は実家
翔ちゃん、アトピー良くなってる？
米粉
最近漢方も取り入れてみてるの
なんかね熱がこもってるからアトピーになりやすいんだって
えっ!? いつも発熱してるの？
ちがうちがう
発熱ってわけじゃなく自分で冷ますことができない状態かなずっと保温な感じ？
こんな感じ
なるほど〜だから皮膚がカサカサになっちゃうのね
そうなの体にこもった熱を冷ます食べ物を選ぶようにしてるきゅうりとかトマトとか

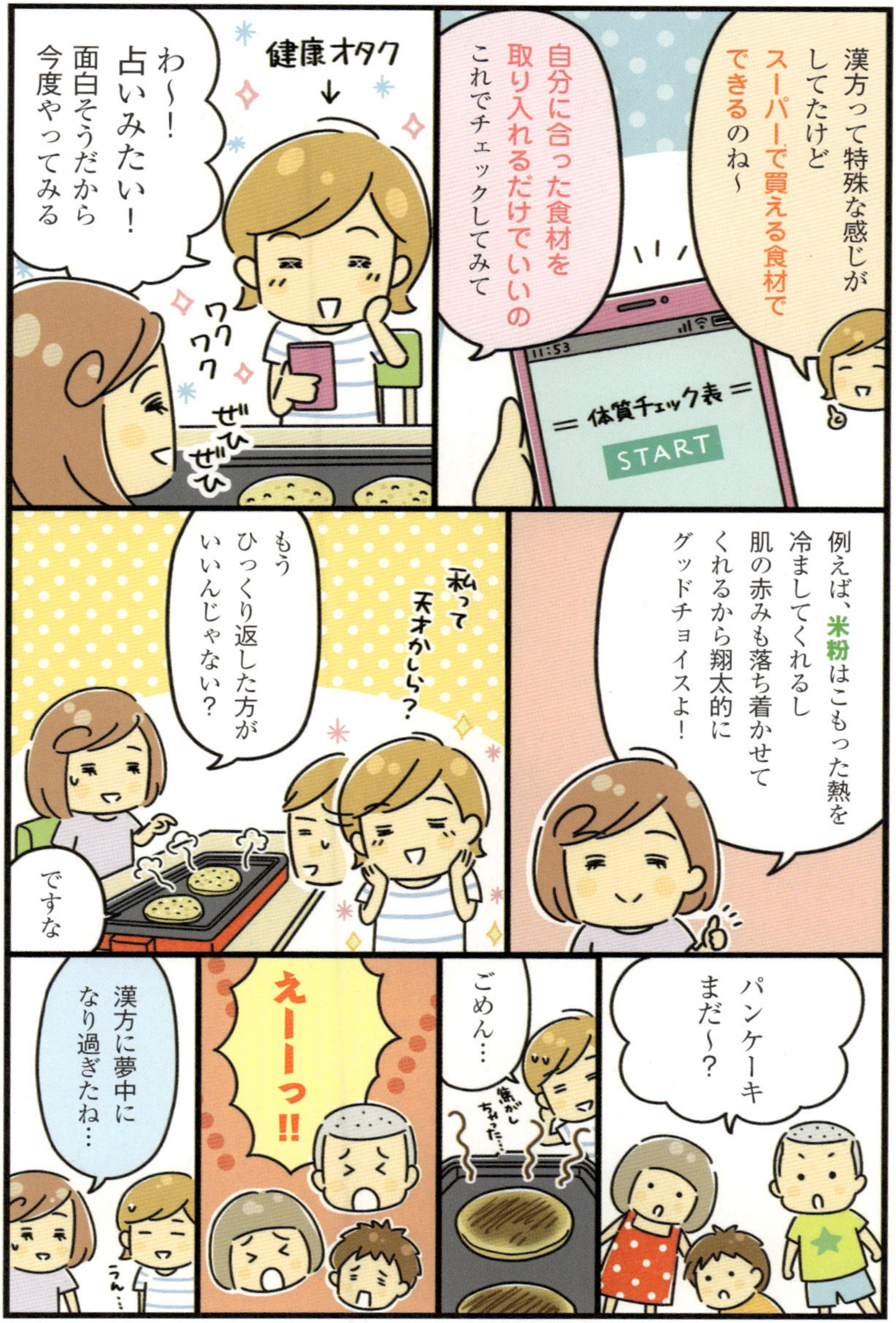

漢方って特殊な感じがしてたけど スーパーで買える食材でできるのね～
自分に合った食材を取り入れるだけでいいの これでチェックしてみて
11:53
＝体質チェック表＝
START
健康オタク
わ～！占いみたい！面白そうだから今度やってみる
ワクワク
ぜひぜひ
例えば、米粉はこもった熱を冷ましてくれるし肌の赤みも落ち着かせてくれるから翔太的にグッドチョイスよ！
私って天才かしら？
もうひっくり返した方がいいんじゃない？
ですな
パンケーキまだ～？
ごめん…
焦がしちゃった…
えーーっ!!
漢方に夢中になり過ぎたね…
うん…

3章 アレルギー

アトピー性皮膚炎

肌がカサカサなのは栄養不足

漢方では、アトピー性皮膚炎は、体内にこもった毒素が皮膚に現れたものと考えます。毒素を取り除き、免疫力を高めていきます。免疫力の低下は栄養不足であることが多く、脾を補う食材を取り入れることが改善につながります。肌がかゆい場合は、甘いものや辛いものを控えてください。肌に良いのは葉野菜です。加熱してたくさん食べましょう。

白菜

熱を冷まし、体内を潤す作用があり、解熱や喉の乾燥に効果的です。胃腸の調子を整え、消化機能を高めるため、便秘にも有効です。

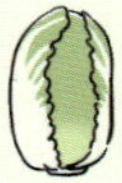

五性 平　**帰経** 脾・肺・腎

体質 気滞・血虚・陰虚・痰湿

小松菜

体内の余分な熱を取り、イライラを抑える作用があります。食物繊維が豊富で便通を促します。また、抗酸化作用もあり、美容やアンチエイジングにも効果的です。

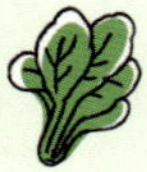

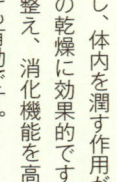

五性 涼　**帰経** 脾・肺

体質 気滞・瘀血・陰虚

きゅうり

体内にこもった熱を取り、ほてりや喉の乾きを癒やす効果があります。水分の代謝を促す作用もあるため、むくみが気になる人にもおすすめです。

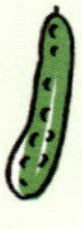

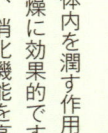

五性 涼　**帰経** 心・脾

体質 陰虚・痰湿

トマト

胃の働きを正常にし、食欲を増進させ、消化機能も高める食材で、脾を助けます。体内にこもった熱も冷ましてくれるため、夏バテの解消に最適です。

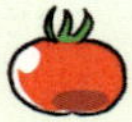

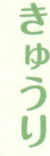

五性 涼　**帰経** 肝・脾

体質 血虚・瘀血・陰虚

気虚 気滞 血虚 陰虚 痰湿

体内の余分な熱を取り乾燥を防ぐ

白菜と鶏肉のあっさりスープ

20分

材　料（2人分）

白菜…2枚
鶏肉…1/2枚
水…300mℓ
固形コンソメ…1個

作り方

1 白菜と鶏肉を食べやすい大きさに切ります。

2 鍋に水を入れて沸騰させ、鶏肉を入れます。火が通ったら白菜を加え、しんなりするまで煮込みます。

3 固形コンソメを加え、軽く煮立たせます。

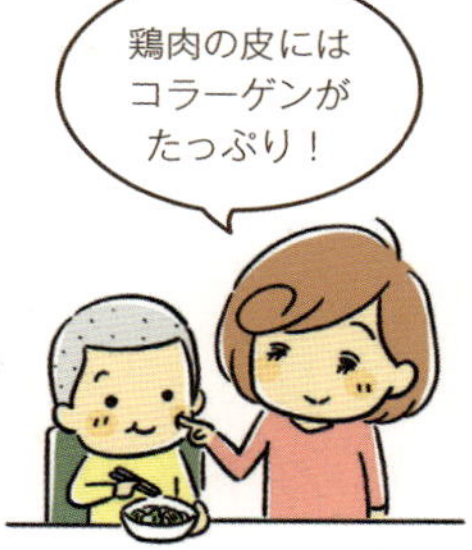
鶏肉の皮には
コラーゲンが
たっぷり！

気滞 血虚 瘀血 陰虚 痰湿

体内の毒素を排出して美肌に導く

小松菜としめじのあんかけ煮

15分

材　料（2人分）

小松菜…2束
しめじ…1/2株
片栗粉…小さじ2
水…小さじ2
A［水…200mℓ
　オイスターソース…大さじ1
　鶏がらスープの素…小さじ1
ごま油…適量

作り方

1 小松菜は食べやすい大きさに切り、しめじはほぐします。片栗粉は水で溶いておきます。

2 フライパンに油を引き、小松菜としめじを炒めます。しんなりしたらAを入れ、軽く煮ます。

3 煮立ったら水で溶いた片栗粉を入れ、とろみをつけます。最後にごま油で風味付けをします。

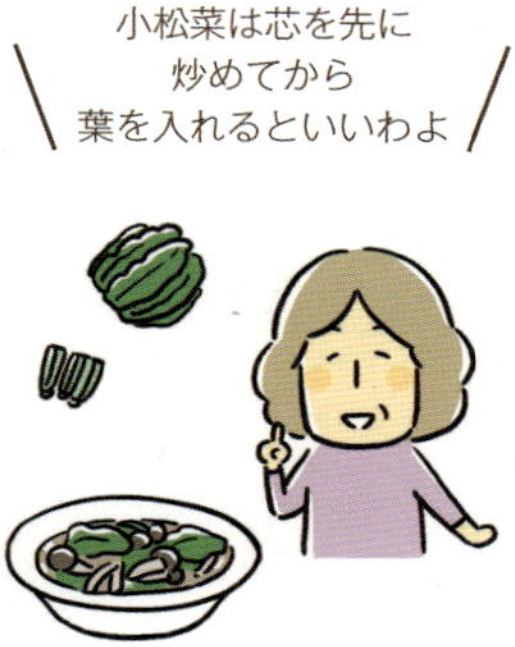
小松菜は芯を先に
炒めてから
葉を入れるといいわよ

花粉症

しっかり食べて しっかり寝る

肺や胃腸が弱っていると、「衛気《えき》」という免疫力のようなエネルギーが低下し、花粉症の症状が出やすくなります。漢方では、衛気は呼吸と食事から得られるとされています。加熱した野菜や海藻を中心とした消化の良い食事を摂るようにしましょう。

また、衛気を養うには、しっかり眠り、深く呼吸をすることも重要です。

まいたけ

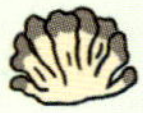

気を補い、血・水を生み出すまいたけは、免疫力を高めるのに最適な食材。血液循環や水分代謝を促すため、高血圧や動脈硬化などの予防にも有効です。

五性 温　**帰経** 脾
体質 気虚・陰虚

しそ

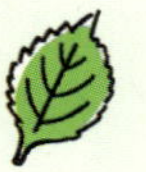

胃腸の働きを回復し、食欲増進や腹部膨満感などの改善に有効です。辛味が発汗を促し、冷えを取り除くため、風邪の初期症状にも効果があります。

五性 温　**帰経** 脾・肺
体質 気滞・痰湿

ミント

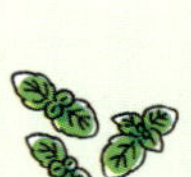

清涼感のある香りが鼻づまりを解消してくれます。また、胃の不調にも有効で、花粉症には最適な食材です。涼の性質があるため、顔のほてりや熱っぽさの解消にも。

五性 涼　**帰経** 肝・肺
体質 気滞

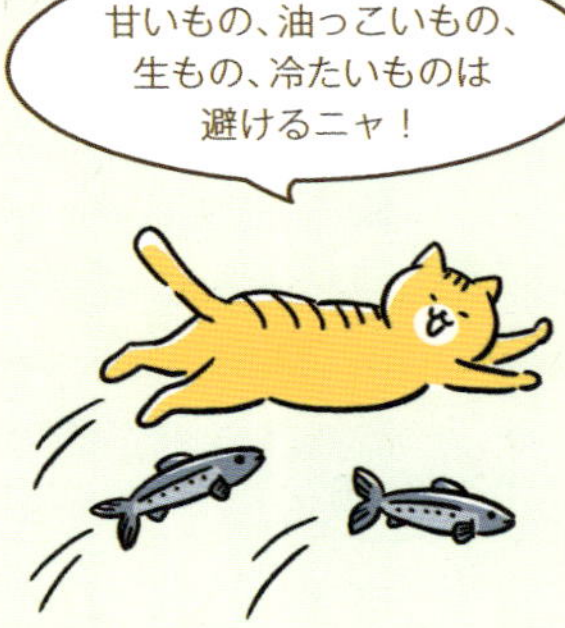
甘いもの、油っこいもの、
生もの、冷たいものは
避けるニャ！

気虚 気滞 血虚 瘀血 陰虚

免疫力UPで花粉症に打ち勝とう

まいたけと牛肉のさっぱり炒め

10分

材　料（2人分）

まいたけ…1パック　にら…1把　油…少々
牛肉…200g　ポン酢…適量

作り方

1 まいたけを食べやすい大きさにほぐし、牛肉、にらも食べやすい大きさに切ります。

2 熱したフライパンに油を引き、牛肉を炒めます。色が変わったら、まいたけとにらを入れ、まいたけがしんなりするまで炒めます。

3 ポン酢を回しかけ、さっと炒めます。

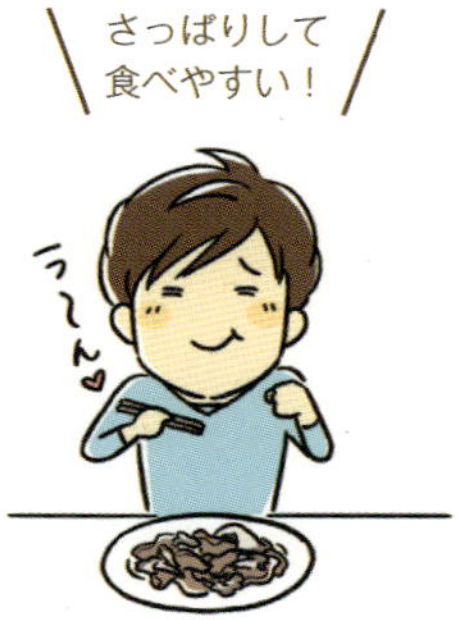

さっぱりして
食べやすい！
う〜ん♡

気虚 気滞 血虚 陰虚 痰湿

良い香りとカラフルな見た目に癒される

しそとにんじんのカラフルナムル

10分

材　料（2人分）

しそ…4枚
にんじん…1/2本
もやし…1/2袋

A［しょうゆ…小さじ2
鶏がらスープの素…小さじ2
ごま油…小さじ2］

作り方

1 しそとにんじんを千切りにし、もやしとにんじんを耐熱容器に入れ、ふんわりとラップをし、電子レンジ（600W）で3分温めます。

2 1の水気を切り、しそを加えます。混ぜ合わせたAを回し入れ、よく混ぜ合わせます。

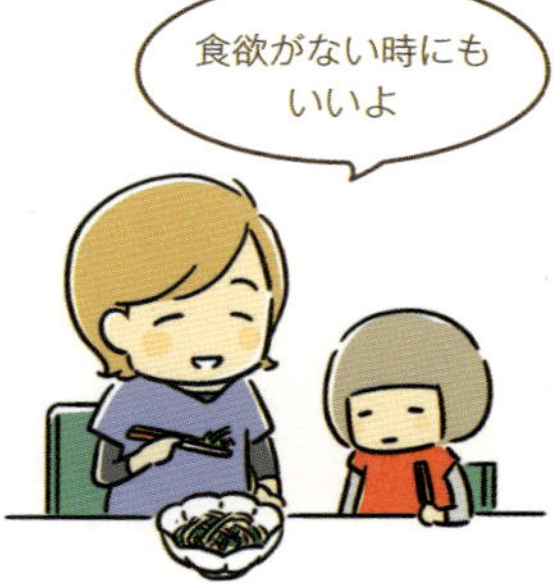

食欲がない時にも
いいよ

こんな
悩みも改善②

物忘れ

「あれ？　何しに来たんだっけ？」「この俳優さん、なんて名前だっけ？」といったことはありませんか？

物忘れは老化の始まりです。知力・体力を司る腎をいたわってあげましょう。腎は気と血を補うことで強化できます。

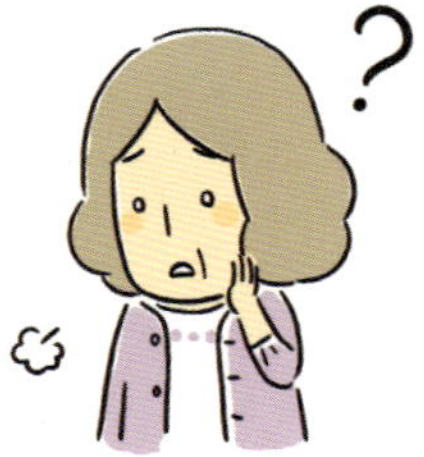

記憶力UP＆アンチエイジングに

ほくほくさつまいもおやつ

25分

材　料（2人分）
さつまいも…1本
くるみ…適量
A［砂糖…大さじ2
　 みりん…大さじ2

作り方

1 さつまいもはよく洗い、5～10mmの厚さの輪切りにした後、10～15分程水にさらします。くるみは軽く砕きます。

2 耐熱容器にさつまいもとAを入れ、よく混ぜます。

3 ラップをふんわりとかぶせて電子レンジ(600W)で3分加熱し、全体を裏返した後、再びラップをふんわりかぶせ、電子レンジ(600W)で3分加熱します。

4 器に盛り、くるみをまぶして軽く混ぜます。

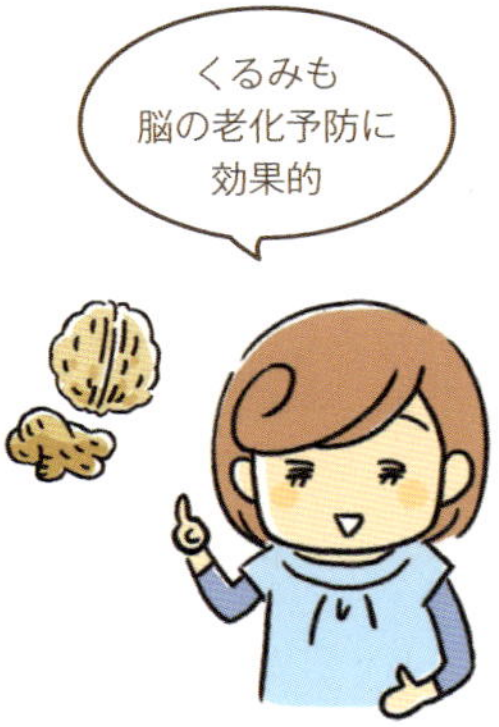

さつまいも	五性	平	帰経	脾・腎	体質	気虚・血虚・陰虚
くるみ	五性	温	帰経	肺・腎	体質	気虚・血虚・陰虚

第4章

痛みを
和らげたい

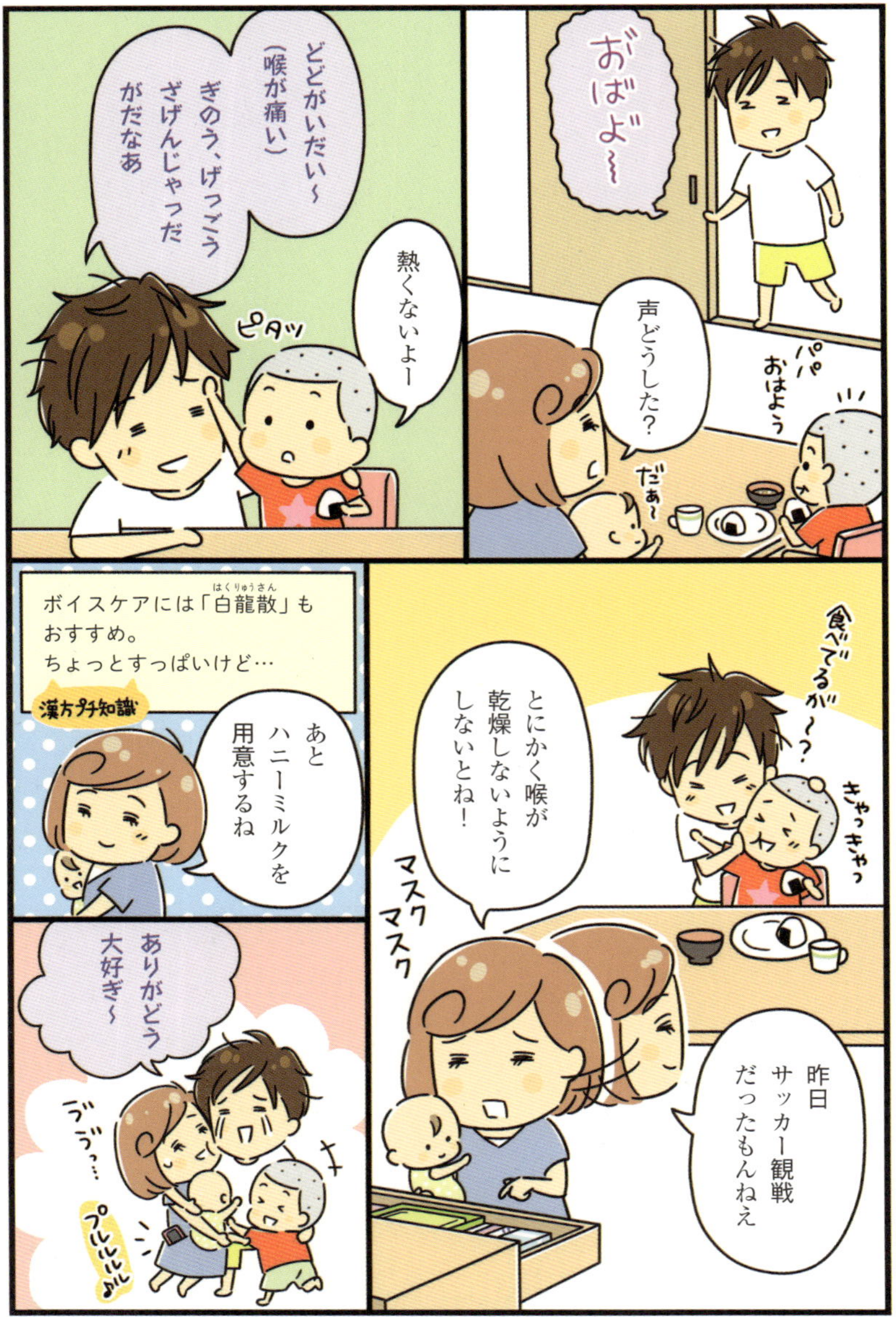
おばよ〜
声どうした？
パパおはよう
だぁ〜
どどがいだい〜（喉が痛い）
ぎのう、げっごう
ざげんじゃっだ
がだなあ
熱くないよー
ピタッ
食べてるが〜？
きゃっきゃっ
とにかく喉が乾燥しないようにしないとね！
マスクマスク
昨日サッカー観戦だったもんねえ
ボイスケアには「白龍散《はくりゅうさん》」もおすすめ。
ちょっとすっぱいけど…
漢方プチ知識
あとハニーミルクを用意するね
ありがとう大好き〜
ブブっ…
プルルルル♪

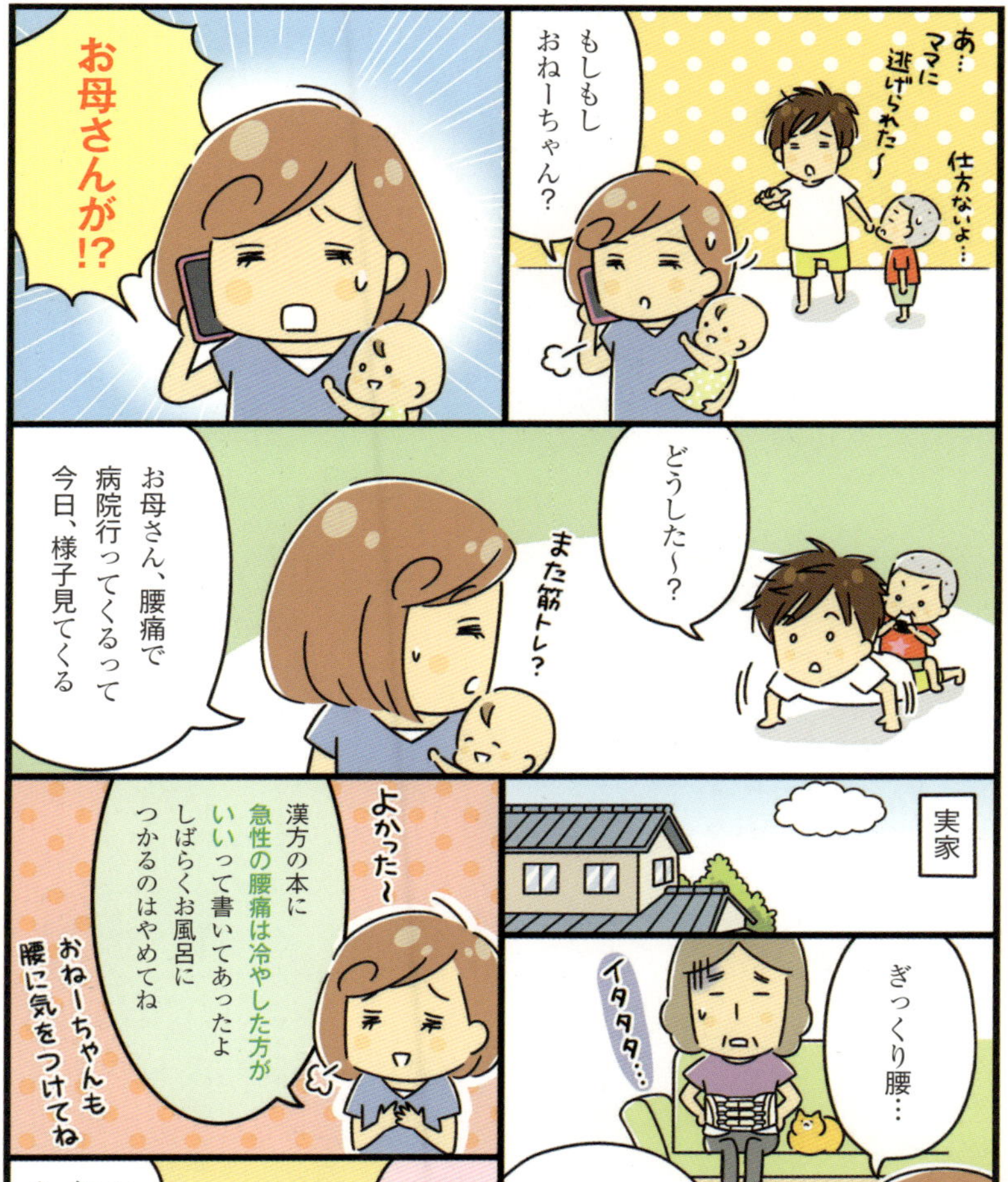
もしもし
おねーちゃん?
あ…ママに逃げられた〜
仕方ないよ…
お母さんが!?
どうした〜?
また筋トレ?
お母さん、腰痛で病院行ってくるって今日、様子見てくる
実家
ぎっくり腰…
イタタタ…
しばらく痛みはあるみたいだけど普通に生活していいって
よかった〜
漢方の本に急性の腰痛は冷やした方がいいって書いてあったよ しばらくお風呂につかるのはやめてね
おねーちゃんも腰に気をつけてね
私はまだ大丈夫よ! 30代だし
フンッ!!
いや… 年齢関係ないから…

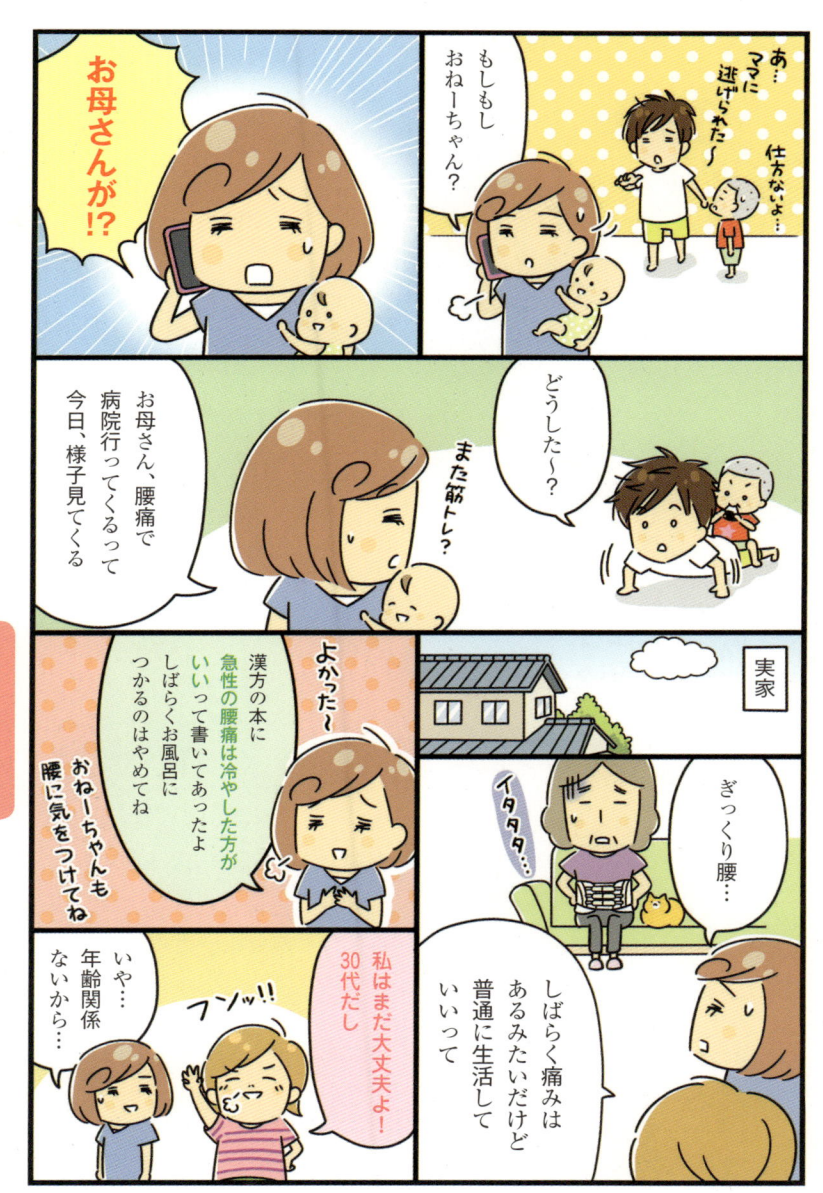

喉の痛み

まずは熱を冷まして

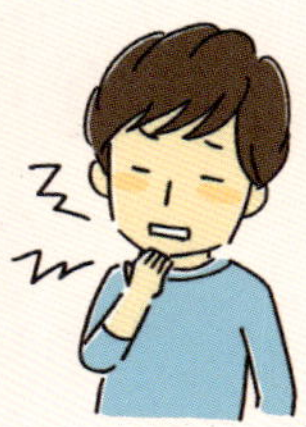

漢方では、喉の痛みは「熱邪《ねつじゃ》」や「燥邪《そうじゃ》」が体内に入ることで起こると言われています。熱邪とは熱による障害のことで、発熱、発汗、口渇のほか、各種炎症として現れます。体内の熱を冷まし、潤いを与えることが重要です。

はちみつ

保湿作用があり、乾燥を防ぎます。胃の粘膜を保護し、消化機能を促進するため、水分不足による便秘に効果的です。胃痛、腹痛の緩和にも優れています。

五性 平　帰経 脾・肺

体質 気虚・陰虚

梨

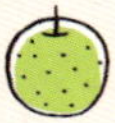

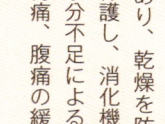

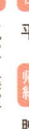

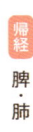

肺を潤し、熱を下げる働きがあります。空咳や痰、喉の炎症に最適です。発熱後の脱水症状の改善などにも良いでしょう。体を冷やすので、食べ過ぎには注意してください。

五性 涼　帰経 脾・肺

体質 陰虚・痰湿

ごぼう

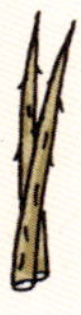

体内の余分な熱を冷まし、熱を持った腫れなどを改善します。中国では古くから薬草として用いられており、喉の痛みの治療に使われます。便秘や高血圧の改善にも有効です。

五性 涼　帰経 肝・肺

体質 瘀血・陰虚・痰湿

れんこん

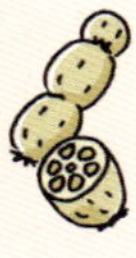

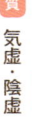

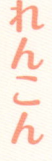

体内の熱を冷まし、潤いを与えます。喉の痛みや咳、痰を改善します。胃の粘膜を保護し、止血する作用があり、胃痛や腹痛の緩和、鼻血や女性の不正出血にも効果があります。

五性 寒　帰経 心・脾

体質 血虚・瘀血・陰虚

気虚　血虚　陰虚

喉の痛みをやさしくいたわる

ハニーミルク

5分

材　料（1人分）
牛乳…200㎖
はちみつ…小さじ2
バニラエッセンス…少々

作り方
1 カップに牛乳を注ぎ、ラップをして電子レンジ（600W）で1分程温めます（鍋で温めてもOK）。
2 はちみつとバニラエッセンスを加え、よく混ぜます。

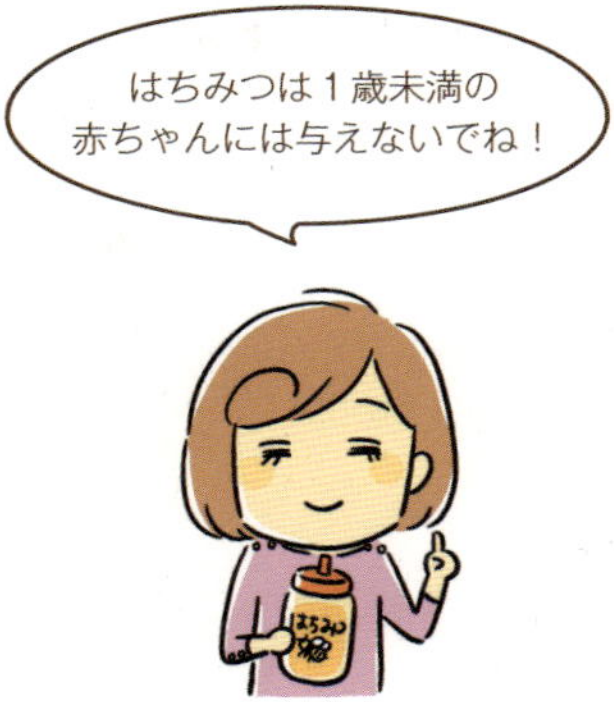
はちみつは1歳未満の
赤ちゃんには与えないでね！

血虚　瘀血　陰虚　痰湿

熱を冷まして潤いを与える

梨とれんこんのジュース

5分

材　料（1人分）
梨…1個　　れんこん…5cm
※梨とれんこんは、同じくらいの量を用意する。

作り方
1 梨とれんこんの皮を剥き、一口大に切ります。
2 ミキサーやブレンダーで滑らかになるまで攪拌します。

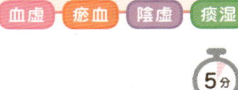

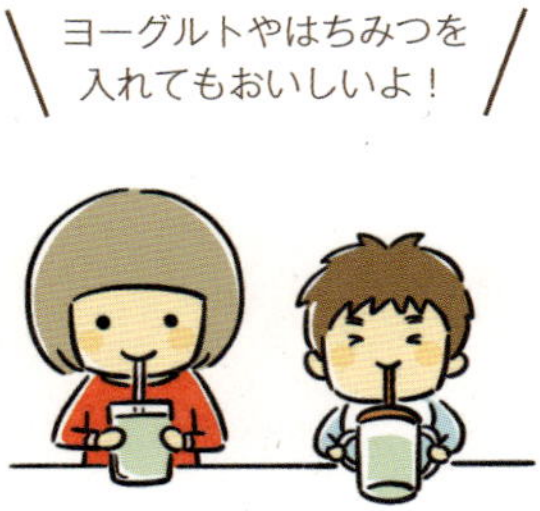
ヨーグルトやはちみつを
入れてもおいしいよ！

咳

体を潤して乾燥しない状態に

漢方では、乾燥による障害を「燥邪《そうじゃ》」と呼びます。冷たく乾燥した空気（燥邪）が体内に入り込み、喉に張り付くことで咳が出ると考えます。潤いが不足している状態のため、体内を潤すことを目指します。

また、潤いを逃さないように、マスクや加湿器などでしっかり保湿しましょう。

たけのこ

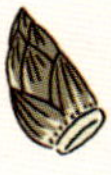

咳や痰を抑える働きがあります。利尿作用もあるので、むくみの改善も期待できます。食物繊維を豊富に含むため、便秘の改善にも役立ちます。

五性 寒　帰経 脾・肺
体質 気虚・痰湿

大根

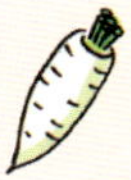

体内の余分な熱を取り、肺を潤す作用があります。痰を取り、気管支をすっきりさせるので、喉の不快感や咳を抑える効果があります。

五性 涼　帰経 脾・肺
体質 気滞・痰湿

いちご

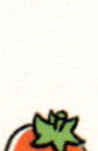

体の中にこもっている熱を冷まし、喉を潤します。喉の痛みや空咳なども抑えてくれます。ビタミンCが豊富なので、肌の調子やしみの改善にも有効です。

五性 涼　帰経 肝・脾・肺
体質 陰虚

みかん

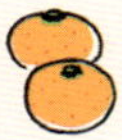

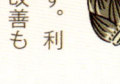

気の巡りを良くするので、喉や胸のつかえに効果的です。漢方では、咳や痰の改善に、みかんの皮を乾燥させた「陳皮《ちんぴ》」という生薬が用いられます。

五性 涼　帰経 脾・肺
体質 気滞

気虚　血虚　瘀血　痰湿

体内の熱や水分のバランスを整える

たけのこの土佐煮

20分

材　料（4人分）
ゆでたけのこ…500g
水…300mℓ
顆粒だし…小さじ 2/3
しょうゆ…大さじ2
みりん…大さじ3
かつお節…適量

作り方
1 たけのこは、穂先は縦に切り、ほかは輪切りにし、食べやすい大きさに切ります。
2 鍋に水と顆粒だし、たけのこを入れてひと煮立ちさせたら、みりんとしょうゆを加え、落し蓋をして 15 分ほど煮ます。
3 器に盛り、かつお節をまぶして和えます。

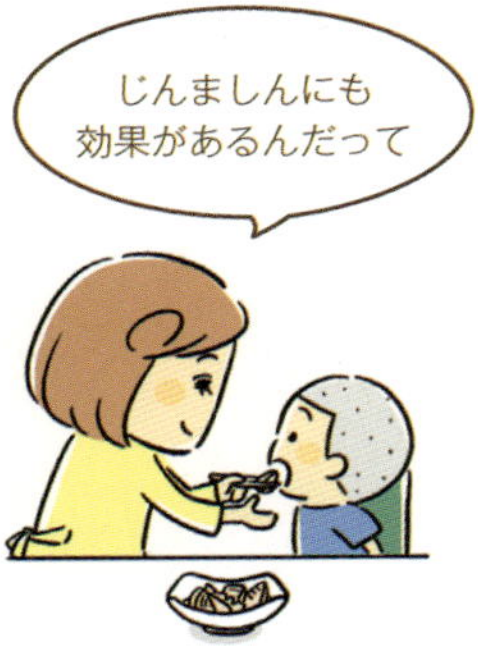
じんましんにも
効果があるんだって

気虚　気滞　陰虚　痰湿

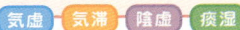

咳や喉の痛みを緩和

大根あめ

材　料　大根…適量　　はちみつ…適量

作り方
1 大根を2cm程のさいの目に切り、保存容器に入れ、大根がつかるくらいはちみつを入れます。
2 蓋をして一晩冷蔵庫で寝かせたら、大根を取り出し、よくかき混ぜます。
3 お湯や紅茶などに溶かして飲みます。喉が痛い時は、薄めずにそのまま舐めても良いです。

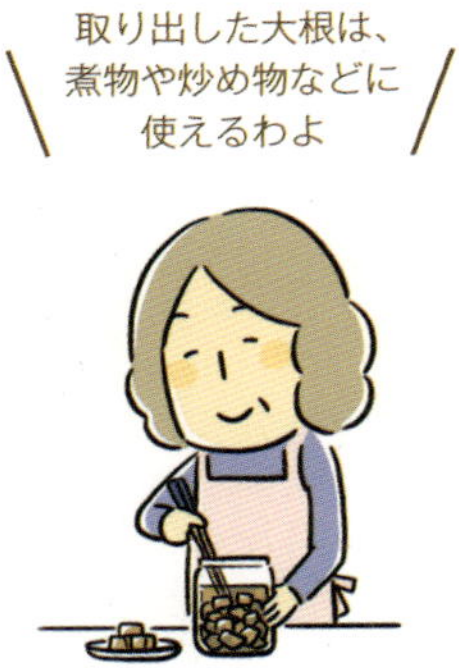
取り出した大根は、
煮物や炒め物などに
使えるわよ

頭痛

頭痛の解消には血行促進と補血

頭痛には2つの要因があります。1つは、長時間寒い場所にいたり、気血の巡りが悪くなったりしたことなどによる外的要因。もう1つは血の不足やストレス、加齢などの内的要因です。

血の不足などによる頭痛は、目を使い過ぎず、寝不足を避けることで改善を促します。また、血を補う食材を摂ることも重要です。

酒粕

体を温め、冷えを解消します。血を巡らせるため、打撲や外傷、あざの改善が期待できます。食欲不振や消化不良に効果があり、体力の回復にも有効です。

五性 温　帰経 脾
体質 気虚・瘀血

たら

気と血を補い、めまいや動悸の改善に有効です。高タンパク質、低カロリーなので、ダイエットに最適。肝機能を高めるタウリンなどが豊富で、二日酔いにも効果的です。

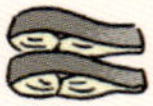

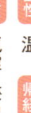

五性 平　帰経 肝・脾・腎
体質 気虚・血虚・瘀血

くず

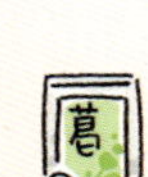

血流を良くし、首や肩の強張りを改善します。イソフラボンを多く含み、ホルモンバランスの調整にも有効です。根は生薬の「葛根《かっこん》」で、熱を取る作用があります。

五性 涼　帰経 脾
体質 陰虚

玉ねぎ

体を温める作用があり、気や血を巡らせ、胃腸の働きを高めます。火を通すと甘くなり、甘味と辛味とで効果が異なります。甘味は滋養強壮、辛味は疲労回復に有効です。

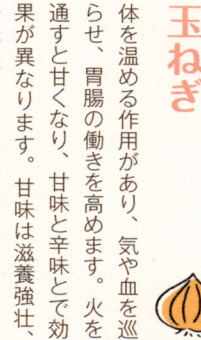

五性 温　帰経 脾・肺
体質 気滞・瘀血・痰湿

気虚　血虚　瘀血

体を温め、血を補う

たらの酒粕漬け

10分（寝かせる時間は除く）

材料（2人分）　たら…2切れ

A［酒粕…大さじ2
　 味噌…大さじ1

A［砂糖…小さじ 1/2
　 みりん…大さじ2

作り方

1 Aを混ぜ、たら全体に塗ります。

2 ラップで包み、冷蔵庫で一晩寝かせます。

3 Aを拭き取り、魚焼きグリルで焼きます。

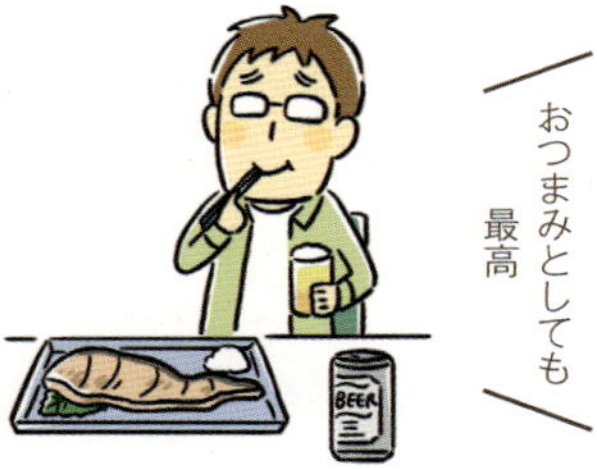
おつまみとしても
最高
BEER

気虚　気滞　瘀血　痰湿

気や血を巡らせ、頭痛を和らげる

玉ねぎとこんにゃくの甘辛煮

15分

材料（2人分）　玉ねぎ…1個
こんにゃく…1/2枚
ごま油…少々

A［しょうゆ・みりん・酒…各大さじ1
　 砂糖…小さじ1
　 しょうが（すりおろし）…小さじ2

作り方

1 玉ねぎをくし切りにし、こんにゃくを食べやすい大きさにちぎり、下ゆでします。Aは混ぜ合わせます。

2 フライパンにごま油を入れ、玉ねぎとAを炒めます。

3 玉ねぎがしんなりしたらこんにゃくを入れ、汁がなくなるまで煮ます。

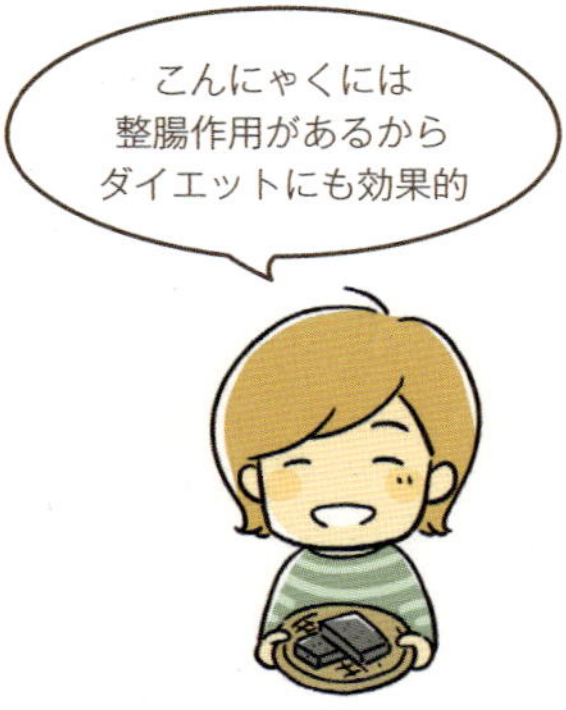
こんにゃくには
整腸作用があるから
ダイエットにも効果的

口内炎

食事内容に気をつけ、リラックスして過ごす

漢方では、口は脾（消化器系）、舌は心（心臓、情緒面）と関連が深いとされています。口内炎は、そのどちらかに熱がこもっている状態と考えられ、熱を冷まし、潤いを与えることで改善を目指します。

脾に熱がたまるのは辛いものや味の濃いもの、油っこいものが原因。心に熱がたまるのはストレスや寝不足が原因です。

チンゲンサイ

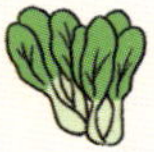

体の熱を冷まし、血の巡りを良くする作用があります。カルシウムを多く含み、ストレスの緩和や骨粗しょう症予防に有効です。鉄分も豊富で、貧血にも効果的です。

五性　平　帰経　肝・脾・肺

体質　瘀血・陰虚・痰湿

まいたけ

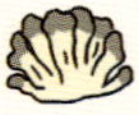

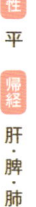

気を補い、血と水を生み出し、血液循環や水分代謝を良くする作用があります。高血圧、動脈硬化などの生活習慣病の改善、便秘の予防や美肌づくりも期待できます。

五性　温　帰経　脾

体質　気虚・陰虚

なす

体内の熱を取り、血行を良くする働きがあります。胃腸を活発にするため、食欲がない時におすすめです。利尿作用が高く、むくみを改善します。

五性　寒　帰経　脾・肺

体質　瘀血・痰湿

柿

熱を取り、喉を潤すため、空咳や喉の渇きに有効です。熟した柿は二日酔いを予防します。柿のへたは「柿蒂《してい》」という生薬で、しゃっくりを止める効果があります。

五性　寒　帰経　心・肺

体質　気虚・陰虚

気虚　血虚　瘀血　陰虚　痰湿

熱を冷まし、血を巡らせて代謝をUP！

チンゲンサイとまいたけの卵とじ

10分

材　料（2人分）
チンゲンサイ…１株
まいたけ…1/2 パック
卵…２個
ごま油…適量
A［オイスターソース…小さじ１
　 中華だし…小さじ１

作り方
1 チンゲンサイは食べやすい大きさに切り、まいたけは適度にほぐします。
2 フライパンにごま油を熱し、チンゲンサイとまいたけを炒めます。
3 しんなりしてきたらＡを入れて絡めます。
4 溶き卵を入れて軽く混ぜ、火を止めて余熱で仕上げます。

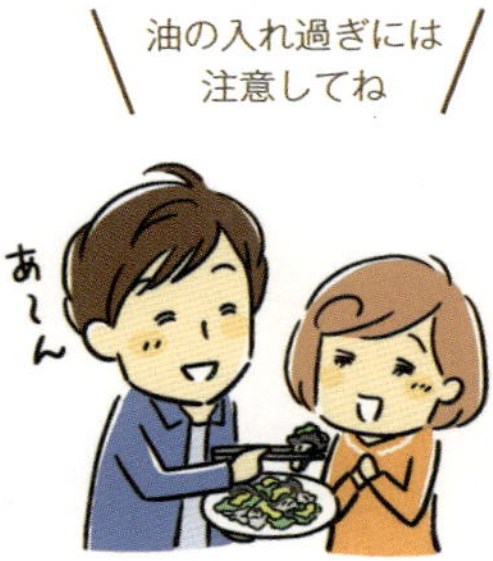
油の入れ過ぎには
注意してね
あ〜ん

気虚　気滞　瘀血　痰湿

熱を冷まし、潤いを補給する

蒸しなすのみぞれ和え

15分

材　料（2人分）
なす…２本
大根…1/4 本
小ねぎ…適量
めんつゆ（ストレート）…適量

作り方
1 なすをラップで包み、電子レンジ（600W）で４分程加熱します。
2 加熱している間に大根の皮を剥き、おろします。小ねぎは刻みます。
3 なすを食べやすい大きさに切って器に盛り、大根おろしと小ねぎ、めんつゆをかけます。

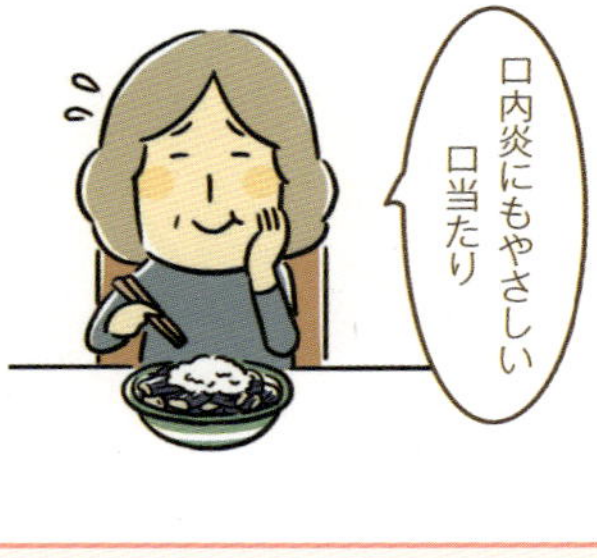
口内炎にもやさしい
口当たり

腱鞘《けんしょう》炎

女性ホルモンのバランスを整えて

腱鞘炎は、腱鞘と腱がこすれることで起こる炎症のことです。女性に多く、近年の研究では女性ホルモン（エストロゲン）が急降下する時（出産後、排卵時、月経前）や低値になった時（授乳期、更年期）に起こりやすいことが報告されています。症状が出やすい時に手指を酷使すると、腱鞘炎になりやすいので注意しましょう。

べに花

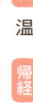

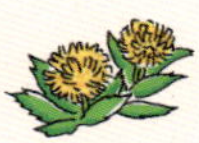

血液を浄化し、循環を良くします。血流を促進するため、肩こりや関節痛を和らげます。月経不順や月経痛などの子宮に関する不調にも効果があり、更年期障害にも有効です。

五性 温　**帰経** 肝・心

体質 瘀血

黒豆

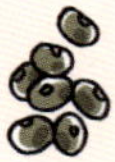

腎の働きを高めるため、滋養強壮や月経不順、腰痛、老化防止に効果があります。また、消化機能にも働き、水分の代謝を上げ、むくみを改善します。

五性 平　**帰経** 肝・脾・腎

体質 気虚・血虚・瘀血・痰湿

よもぎ

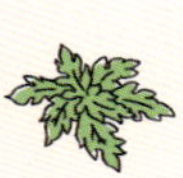

体を温め、血液の循環を良くするため、肩こりや腰痛、月経痛などの改善に有効です。ホルモンの分泌を調整し、内臓機能を高める作用もあり、生薬としても用いられています。

五性 温　**帰経** 肝・脾・腎

体質 瘀血

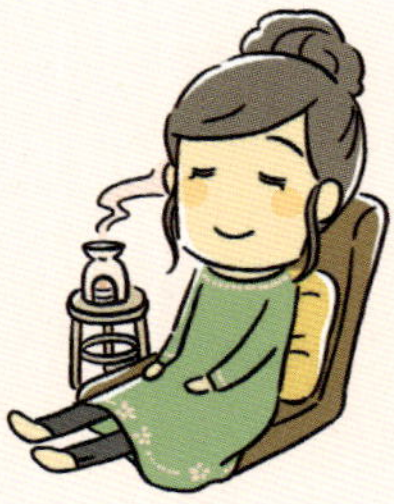

女性ホルモンが低下する時期は
頑張り過ぎず、
ゆっくり過ごしましょう

気虚 気滞 血虚 瘀血 陰虚 痰湿

ひじきも痛みを緩和

黒豆とひじきのサラダ

10分（ひじきを戻す時間は除く）

材料（2人分）

- 黒豆（蒸してあるもの）…80g
- 乾燥ひじき…10g
- 玉ねぎ…1/4個
- パプリカ…1個
- ささみ…1本
- A［マヨネーズ…大さじ1、しょうゆ…小さじ1］

作り方

1 乾燥ひじきは水で戻し、玉ねぎとパプリカは薄くスライスします。ささみはラップで包み、電子レンジ（600W）で90秒加熱後、細かく裂いて適当な長さに切ります。

2 黒豆と1をボウルに入れ、混ぜ合わせたAを入れて和えます。

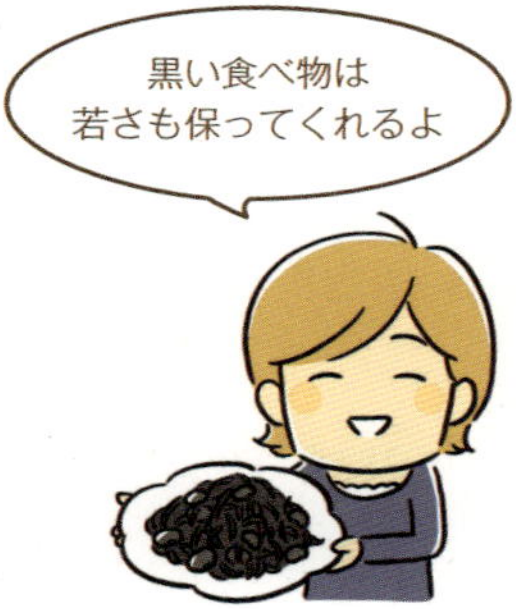
黒い食べ物は
若さも保ってくれるよ

気虚 気滞 血虚 瘀血 陰虚 痰湿

体を温め血行改善！

よもぎ大福

10分

材料（2個分）

- 粉末よもぎ…適量
- 切り餅…2個
- あんこ…80g
- 片栗粉…適量

作り方

1 切り餅を濡らし、ラップをして、電子レンジ（600W）で形がなくなるまで加熱します。

2 1に粉末よもぎを加えてしっかり混ぜます。

3 手に片栗粉を付け、2等分した2を伸ばし、一口大に丸めたあんこを包み、丸めます。

あんこが飛び出さないように
くるんでね！

腰痛

生命力の源・腎をいたわる

中医学では、腰は腎の力が集まる場所とされています。腎の機能が衰えると足腰や骨が弱くなります。

腎が衰える原因には、加齢や過労、睡眠不足、血行不良に加え、冷たいものの摂り過ぎや腎への栄養不足などがあります。

慢性の腰痛は温めることが大切ですが、急性の腰痛は冷やして安静にしましょう。

羊肉

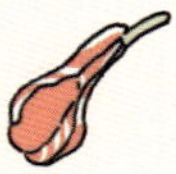

体を温め、胃腸の働きを高めます。腰の冷えや足腰の痛み、食欲不振に有効です。気を補うため、精神を落ち着かせます。虚弱体質の人や産後の体力回復にも効果的です。

五性 熱　**帰経** 脾・腎
体質 気虚・血虚

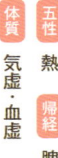

うど

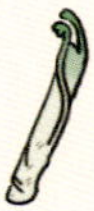

血の流れを促し、足腰の冷えや肩こり、関節痛、筋肉痛を緩和します。利尿作用があり、むくみや湿疹に有効です。根の部分は「独活《どっかつ》」という漢方薬として使われます。

五性 温　**帰経** 肝・腎
体質 瘀血・痰湿

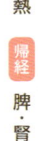

うこん

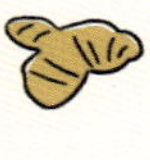

気の巡りを良くし、血行を促すため、痛みを緩和し、新陳代謝を高める作用があります。肝機能障害がある場合は避けてください。

五性 涼　**帰経** 肝・心
体質 気滞・瘀血

山椒

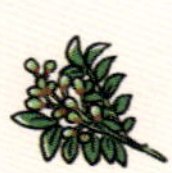

体を温め、冷えを取ってくれます。鎮痛作用があり、胃痛や腹痛、歯痛などに効果的です。食欲を増進し、消化を促進するため、胃腸の働きを活発にします。

五性 熱　**帰経** 脾・肺・腎
体質 気虚・瘀血・痰湿

気虚　気滞　血虚　瘀血　陰虚　痰湿

体を温め、腰痛を和らげる

羊肉ハンバーグ

30分

材　料（2人分）

羊ひき肉…300g
玉ねぎ…１個
パン粉…50g
卵…１個
オリーブオイル…適量
A［にんにく（すりおろし）…小さじ 1/2
　 しょうが（すりおろし）…大さじ 1
　 塩こしょう…適量

作り方

1 玉ねぎをみじん切りにし、オリーブオイルを熱したフライパンで透明になるまで炒め、粗熱を取ります。

2 羊肉に**1**とパン粉、卵、Aを入れ、よくこねます。

3 ２等分にして形を整え、オリーブオイルを熱したフライパンで焼きます。

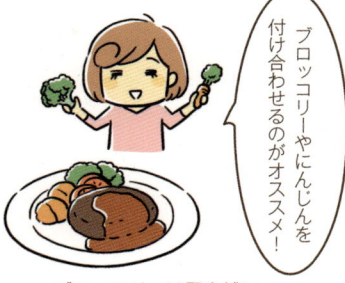

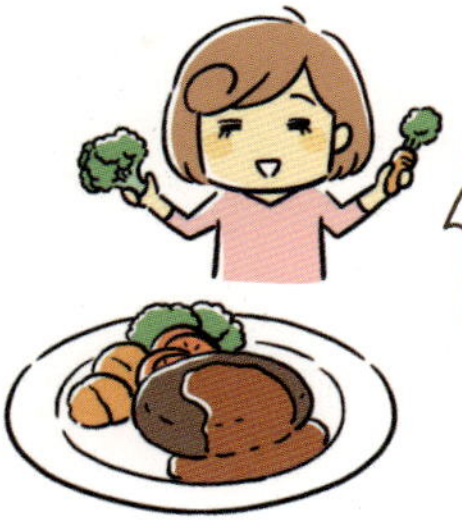
ブロッコリーやにんじんを付け合わせるのがオススメ！

ブロッコリーは腎を補い、
にんじんは冷えを解消します

瘀血　陰虚　痰湿

腎をやさしくいたわる

うどのごま和え

10分

材　料（2人分）

うど…１本
A［白すりごま…大さじ２
　 砂糖…大さじ２
A［味噌…大さじ１
　 しょうゆ…小さじ２

作り方

1 うどの皮を剥き、水にさらした後、食べやすい大きさに切ります。

2 鍋に湯を沸かし、沸騰したらうどを入れます。２分程ゆでたらざるに上げます。

3 混ぜ合わせたAに、ゆでたうどを入れ、揉むように手で混ぜます。

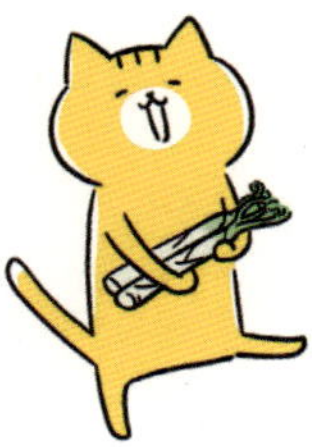
ごまは腎を補ってくれるし、
味噌は体を温めてくれる
ニャ

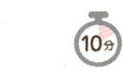

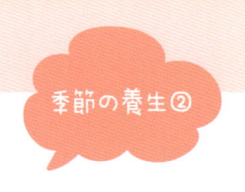

夏

夏はエネルギーを発散！　適度な活動で汗をかくと、体内が活性化します。

夏の要注意事項は、「冷え」です。「暑いから…」と、涼しい部屋で冷たいものばかりを摂っていると、消化機能が弱まってしまいます。消化機能が弱まると、疲労がたまりやすくなることに加え、太りやすくなるおそれが。

食事の中に、１品でよいので火を通した野菜を加え、冷え過ぎないようにしましょう。

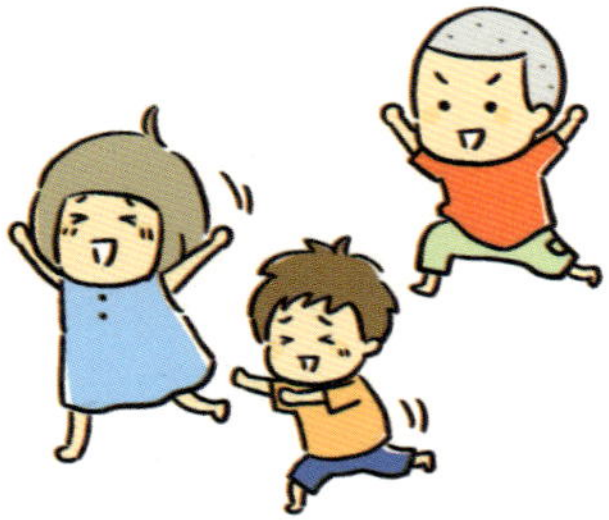

おすすめ養生

涼しい時間に散歩をしよう

朝や夕方の少し気温が落ち着いている時間に散歩をしましょう。散歩の際は、水分補給を忘れずに。緑茶や麦茶がおすすめです。緑茶は余分な熱を取り、麦茶には、微量ですが発汗で失われるミネラルが含まれていますので、熱中症対策にも。

少し汗ばむくらいの運動をしよう

暑い時は、クーラーの効いた部屋でのんびりしたくなりますね。しかしそれでは、体内の熱が放散されません。こもった熱を解消しようと、冷たいものを飲んだり食べたりしてしまい、胃腸の不調を招いてしまいます。そんな時は、軽い運動で発汗し、体内の熱を発散しましょう。散歩も良いですし、ヨガやジョギング、筋トレなどもおすすめです。

お風呂で湯船につかろう

屋外が高温なだけに、屋内は冷房が効いている所が多く、体が冷えがちに。体が冷え切っていると、秋に疲れが出てきます。湯船につかって体の内側から温めましょう。38 ～ 40℃くらいのお湯に、15 ～ 20 分程度つかることをおすすめします。長すぎると疲れてしまうので要注意。むくみの解消やリラックス効果もあります。

第5章

元気になりたい

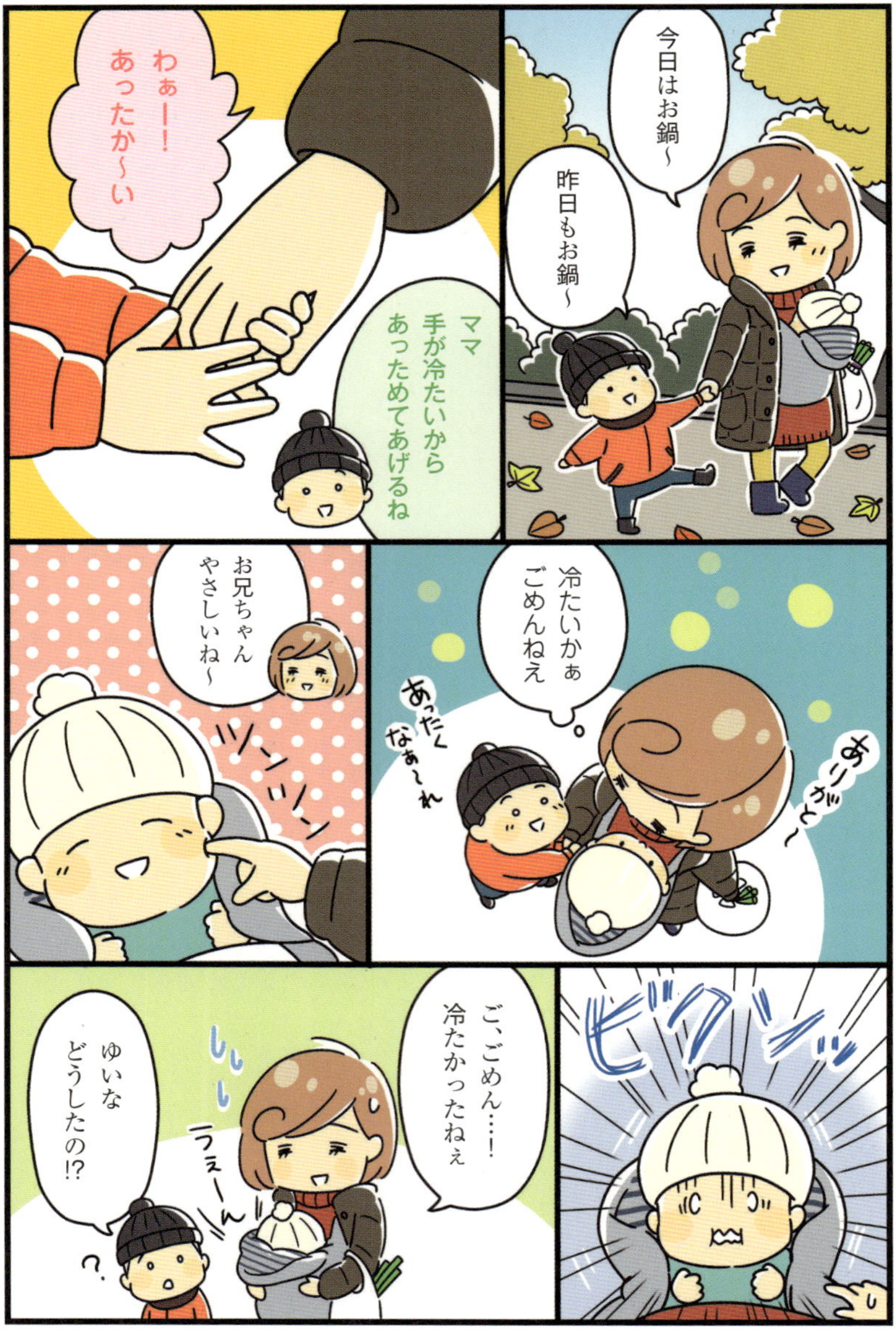
今日はお鍋～
昨日もお鍋～
ママ手が冷たいからあったためてあげるね
わぁーー！あったか～い
冷たいかぁごめんねえ
あったくなぁ～れ
ありがと～
お兄ちゃんやさしいね～
ツンツン
ビクッ
ご、ごめん…！冷たかったねぇ
うぇ～ん
ゆいなどうしたの!?
？

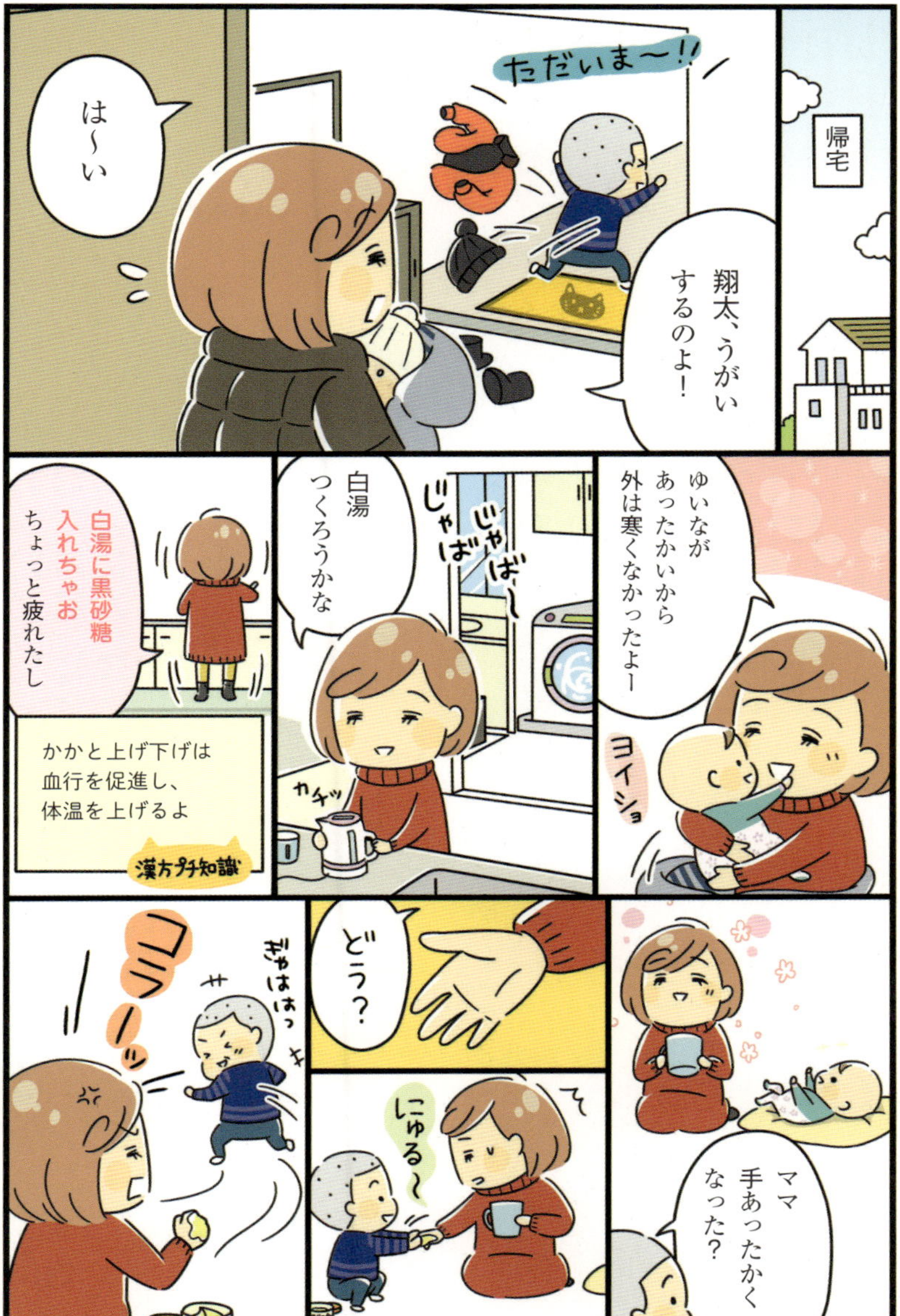
帰宅
ただいま〜!!
翔太、うがいするのよ!
は〜い
ゆいながあったかいから外は寒くなかったよー
ヨイショ
じゃばじゃば〜
白湯つくろうかな
カチッ
白湯に黒砂糖入れちゃお
ちょっと疲れたし
かかと上げ下げは
血行を促進し、
体温を上げるよ
漢方プチ知識
ママ手あったかくなった?
どう?
にゅる〜
コラ〜ッ
ぎゃははっ

冷え性

万病の元「冷え」は体を温めて撃退

女性に多い冷え性の原因は、血や気の流れの悪さや不足により、熱や栄養を全身にくまなく運べないこと。漢方では、冷えは万病の元と言われています。血や気の巡りを良くし、血をつくる食材を摂りましょう。油分・糖分の摂り過ぎ、水の飲み過ぎ、ストレスにも注意が必要です。また、首や手首、足首を冷やさない服装を心がけましょう。

チンゲンサイ

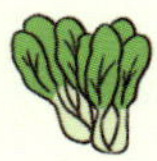

血の巡りを良くしますが、体を冷やす食材なので食べ過ぎには要注意。脾と胃の働きを助けて消化を促す作用があるため、食欲不振、便秘、胃の張りなどに効果的です。

五性 平　**帰経** 肝・脾・肺
体質 瘀血・陰虚・痰湿

えび

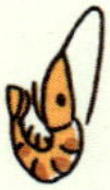

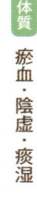

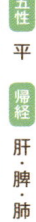

気を補い、腎の働きを良くします。冷え、疲れ、頻尿、足腰のだるさ、精力低下などの改善に効果的。肝機能を高めるタウリンや、殻には骨をつくるカルシウムも含まれています。

五性 温　**帰経** 肝・脾・腎
体質 気虚

かぶ

加熱すると、胃腸を温め、食べ物の消化を促し、冷えによる胃腸のトラブルに有効。生で食べると、しもやけやあかぎれ、声がれ、咳などの炎症をしずめます。

五性 温　**帰経** 脾・肺
体質 気滞・陰虚

しそ

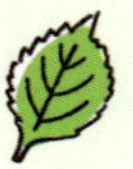

体を温めるほか、気の巡りを促し、胃腸の働きを高める作用も。よく刺身に添えられているのは、葉に強い抗菌・防腐作用があるためです。青じそも赤じそも効能は同じです。

五性 温　**帰経** 脾・肺
体質 気滞・痰湿

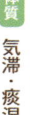

気虚　気滞　陰虚

冷たいものを食べ過ぎた時に！

えびとかぶの治部煮

20分

材料（2人分）

えび…150g
かぶ…2個
片栗粉・水…適量

A［酒・みりん…各大さじ1
　しょうゆ…大さじ2

A［顆粒だし…小さじ2
　水…150㎖

作り方

1 えびは殻を剥いて背わたを取ります。かぶは皮付きのまま4等分に切り、葉は5cmの長さに切ります。

2 鍋にAを入れて軽く煮立て、**1**を入れて煮ます。

3 かぶがやわらかくなったら、水で溶いた片栗粉を加え、とろみを付けます。

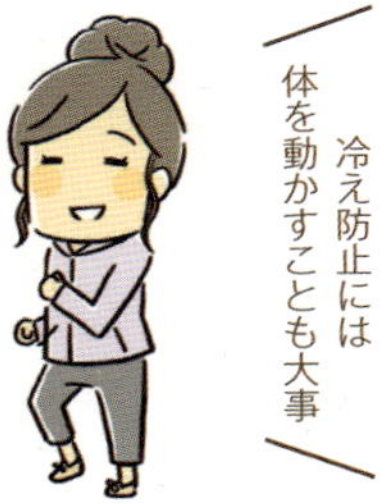

冷え防止には
体を動かすことも大事

食べ合わせ
えび＋かぶ
どちらにも体を温める作用があるので、冬におすすめです。

気虚　気滞　陰虚　痰湿

さわやかな香りが不眠やイライラ解消にも

赤じそホットジュース

10分

材料（2人分）

赤じそ…15枚
水…400㎖
はちみつ…50g
レモン汁…適量

作り方

1 鍋に水を入れて沸騰させ、赤じそを入れて5分程度煮込み、取り出します。

2 **1**にはちみつを入れて混ぜます。

3 カップに注ぎ、お好みでレモン汁を加えます。

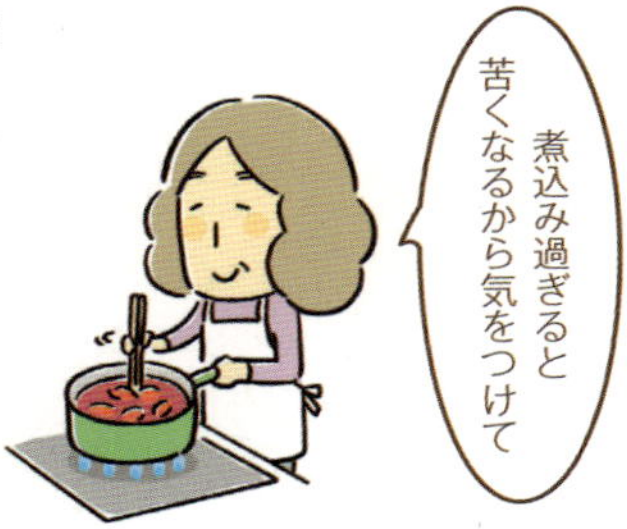

煮込み過ぎると
苦くなるから気をつけて

鮭

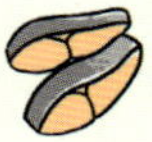

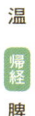

脾の働きを良くし、胃腸を温める作用があるので、おなかの冷えからくる腹痛、便秘、消化不良などに効果的。気と血を補う効果があり、疲労回復、体力アップにも役立ちます。

五性 温　**帰経** 脾

体質 気虚・気滞・血虚・瘀血

羊肉

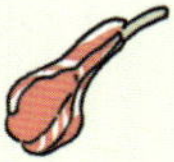

体を温める強い作用があり、冷えや冷えからくるおなかの不調に効果的です。気と血を養い、腎の働きを高めるので、疲れを取りたい時や元気が出ない時にもおすすめ。

五性 熱　**帰経** 脾・腎

体質 気虚・血虚

こしょう

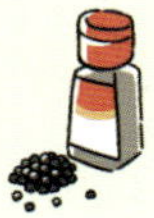

胃腸を温め、調子を整える作用があり、冷えによる腹痛や下痢、消化不良、便秘の改善に効果的です。体を温め、血行を促進するので、寒い時期の風邪対策にも。

五性 熱　**帰経** 脾・肺

体質 気虚

シナモン

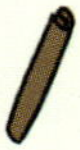

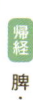

体を温めるので、冷えからくる胃痛、肩こり、生理痛などを和らげます。血行を良くし、発汗・解熱を促すので、悪寒や頭痛などの風邪の症状にも効果的。生薬名は「桂皮《けいひ》」「肉桂《にっき》」。

五性 熱　**帰経** 肝・心・脾・腎

体質 瘀血

紅茶は体を温め、緑茶は体を冷やす

紅茶も緑茶も同じお茶の葉から作られますが、紅茶には体を温める「温」、緑茶には体の熱を取る「涼」の性質があります。紅茶は特に内臓の冷えを改善し、胃腸の機能も良くしてくれます。気分を落ち着かせ、リラックスさせる効果もあるので、ストレスを感じている時や眠れない時は、ジンジャーティーやシナモンティーで一息ついて。

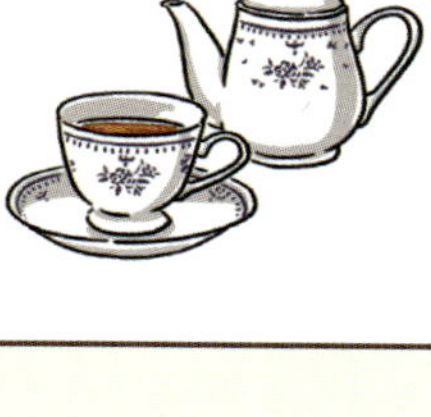

気虚　気滞　血虚　瘀血　陰虚　痰湿

味噌には体を温め、毒を消す作用も

鮭ときのこの味噌蒸し

20分

材　料（2人分）

生鮭…２切れ
しめじ…１パック
まいたけ…１パック
青ねぎ…適量
酒…少々

A
- 味噌…大さじ１
- マヨネーズ…大さじ２
- みりん…小さじ２
- ごま油…小さじ２
- 塩こしょう…少々

作り方

1 耐熱皿に皮を上にして鮭を並べます。きのこはほぐし、青ねぎは刻んでおきます。

2 鮭にAを混ぜたものを塗り、その上にきのこと青ねぎをのせます。

3 **2**に酒をふりかけ、軽くラップをして電子レンジ（600W）で10分程度温めます。

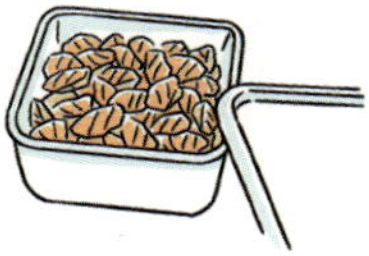

焼いた塩鮭をほぐして密閉容器に入れておけば常備食に

気虚　気滞　血虚　陰虚　痰湿

寒い日にぴったり！ 老化予防の効果も

羊肉と根菜のスープ

25分

材　料（4人分）

羊肉…500g
大根…1/3本
にんじん…1/2本
しょうが…70g
八角…１個
水…適量
塩こしょう…少々

A
- 鶏がらスープの素・酒・しょうゆ・みりん…各大さじ１

作り方

1 羊肉は食べやすい大きさに切り、大根・にんじんは1cmの厚さのいちょう切り、しょうがは薄切りにします。

2 鍋に**1**と八角、具材がひたひたになる程度の水を入れ、Aを加えます。

3 あくを取りながら羊肉がやわらかくなるまで煮込み、最後に塩こしょうで味を調えます。

あったまるし、若返るし
いいことずくめ～♡

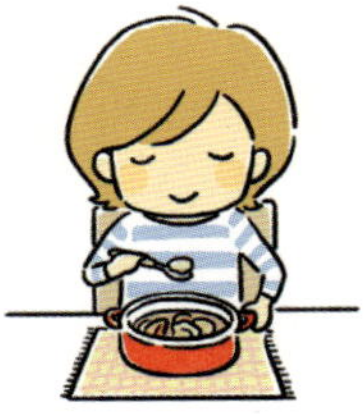

5章　元気に

貧血

血の材料になる鉄分をしっかり摂ろう

動悸や息切れ、めまい、立ちくらみなどを引き起こす貧血。血液に鉄が足りない状態のことです。月経や出産、けがなどによる出血、過剰なダイエットなどが原因で、女性に多く見られます。

漢方では血虚の症状の一つ。鉄分補給には、鉄分の多い食べ物を摂ることはもちろん、鉄製の調理器具を使うのもおすすめです。

ひじき

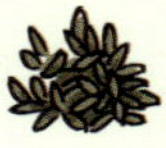

血を補う作用のほか、体の熱を冷ます作用もあるので、ほてりやイライラ、目の充血などにも効果的。漢方では利尿作用がある食材で、むくみ予防に役立つとされます。

五性 寒　**帰経** 肝・腎
体質 気滞・血虚・瘀血・陰虚・痰湿

れんこん

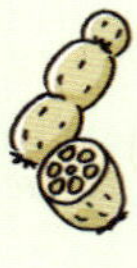

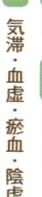

れんこんに含まれるデンプンには止血作用があるので、貧血の人におすすめ。熱を加えると、脾と胃の働きの向上、補血、美肌などの効果も期待できます。

五性 寒　**帰経** 心・脾
体質 血虚・瘀血・陰虚

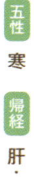

パセリ

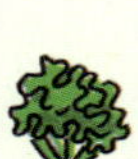

血を補って流れを良くするので、貧血や美肌、肩こりに。魚や肉の毒を消し、腸内環境を改善するため料理によく添えられます。消化を促すので食欲不振時にもおすすめ。

五性 温　**帰経** 肝・脾・肺
体質 気滞・血虚・瘀血

レバー

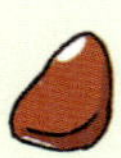

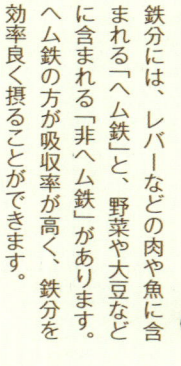

鉄分には、レバーなどの肉や魚に含まれる「ヘム鉄」と、野菜や大豆などに含まれる「非ヘム鉄」があります。ヘム鉄の方が吸収率が高く、鉄分を効率良く摂ることができます。

五性 豚・鶏…温、牛…平
帰経 肝・脾・腎　**体質** 血虚

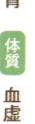

気虚　血虚　瘀血　陰虚　痰湿

体がポカポカ温まる！

れんこんしょうがスープ

10分

材　料（2人分）

れんこん…100g
しょうが（すりおろし）…小さじ1
卵…１個
水…600mℓ
鶏がらスープの素…小さじ2
塩・ごま油…各少々

作り方

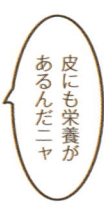

1 れんこんは皮のまますりおろします。

2 鍋に水と鶏がらスープの素を入れ、沸騰したら **1** としょうがを入れます。

3 ３分程煮たら溶いた卵を入れ、ごま油を回し入れ、塩で味を調えます。

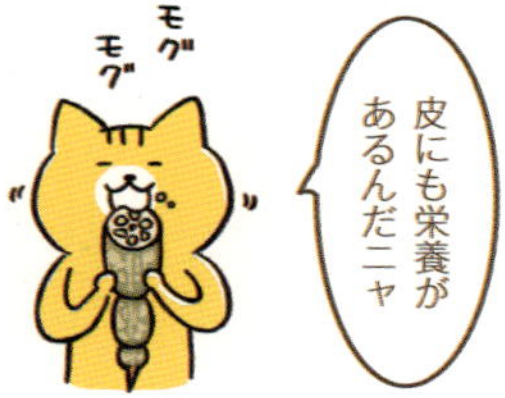

モグ
モグ
皮にも栄養があるんだニャ

食べ合わせ　れんこん＋しょうが　胃の働きを高めるれんこんと、体を温めるしょうがのコンビは、食欲不振や冷え予防にも。

気虚　気滞　血虚　瘀血　陰虚　痰湿

レバーのビタミンB2は美肌にも効く！

レバねぎ串焼き

20分

材　料（2人分）

豚レバー…100g
青ねぎ…１本
ごま油…少々
A［しょうゆ…大さじ2と 1/2
　 はちみつ…大さじ1
A［酒…小さじ1
　 しょうが（すりおろし）…小さじ 1/2
　 白すりごま…大さじ 1/2
　 こしょう…少々

作り方

1 レバーは 10 分程水にさらした後、薄切りにし、青ねぎは3cmくらいの長さに切ります。

2 レバーと青ねぎを串に刺し、ごま油を引いたフライパンに並べ、Aをかけて両面に焼き色が付くまで焼きます。

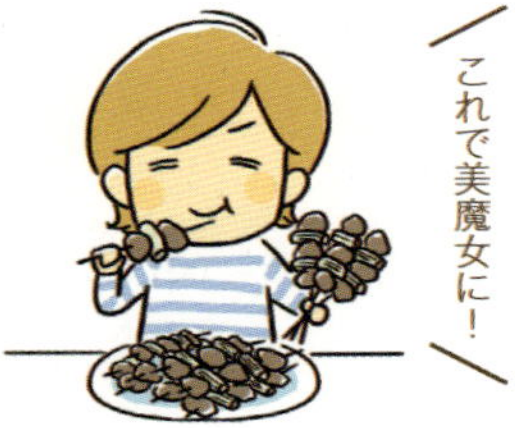

これで美魔女に！

めまい

脳の栄養不足や胃腸の弱りなどが原因

めまいの原因はいろいろ。脳の栄養不足からくるめまいは、十分に休み、疲れをためないことが大切。怒りやストレスでめまいを感じやすい人には、気の巡りを良くする「香り」が効果的。ハーブや柑橘類を食べたり、アロマでリラックスしたりしてください。胃腸の弱りによるめまいの場合は、老廃物を排出する食材を摂りましょう。

オクラ

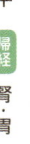

食欲不振、消化不良、胃炎の改善に。体の熱を抑えて津液《しんえき》（血液以外の水分）を補う作用や血の巡りを良くする作用もあり、夏バテ予防に最適です。

五性 平　**帰経** 腎・胃
体質 気滞

しょうが

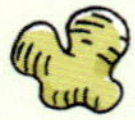

体を温めて血の巡りを良くするので、冷えによる血行不良や冬の風邪予防に。胃への作用も強く、おなかの不調や吐き気に効果的。咳や痰、喉の痛みにはしょうが汁を。

五性 温　**帰経** 脾・肺
体質 気虚・痰湿

さば

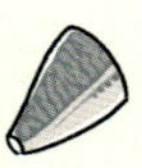

胃を丈夫にするほか、血をつくるのに必要なビタミンB_{12}が豊富。気と血を補うため、めまい、目のかすみ、気力・体力不足の改善におすすめです。

五性 温　**帰経** 脾・胃
体質 気虚・気滞・血虚・瘀血

納豆

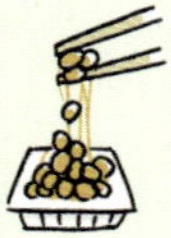

原料の大豆同様、血液をサラサラにする効果があります。体を温めて気と血の巡りを良くするので、不眠、肩こり、肌トラブルなどの改善に。胃腸の働きを整える作用も。

五性 温　**帰経** 脾・肺
体質 気滞・瘀血

気虚 気滞 血虚 瘀血 痰湿

余分な熱を取って夏バテ解消！

オクラ納豆うどん

15分

材　料（1人分）

オクラ…3本
納豆…1パック
ゆでうどん…1玉
青ねぎ・かつお節・塩…各少々
A［めんつゆ（ストレート）・ごま油・白ごま…各適量

作り方

1 オクラは塩をかけて板ずりし、うぶ毛を取って小口切りにします。

2 沸騰したお湯でうどんを軽くゆで、湯切りします。

3 オクラと納豆を混ぜ合わせてうどんにのせ、Aをかけ、かつお節と刻んだ青ねぎを散らします。

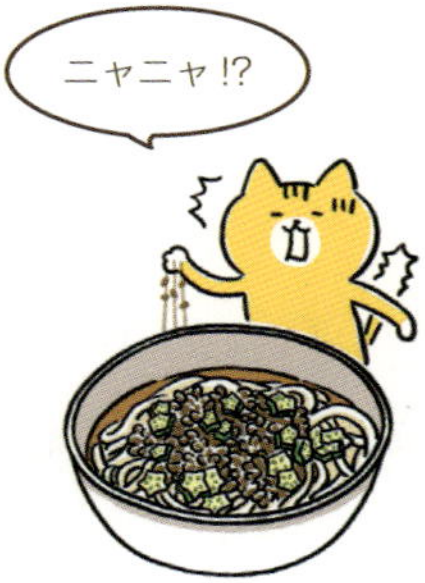
ニャニャ!?

気虚 気滞 血虚 瘀血 陰虚 痰湿

気と血を補って気力・体力UP！

さばと白菜の味噌煮

10分

材　料（2人分）

さばの味噌煮缶…1缶
白菜…300g
しょうが…10g
A［酒…大さじ2
しょうゆ…小さじ2
ごま油…適量
水…100mℓ

作り方

1 白菜はざく切りにし、しょうがは皮ごと千切りにします。

2 鍋にさばを汁ごと入れ、Aを加えて軽く混ぜます。

3 **2**に白菜としょうがを入れ、白菜がやわらかくなるまで煮ます。

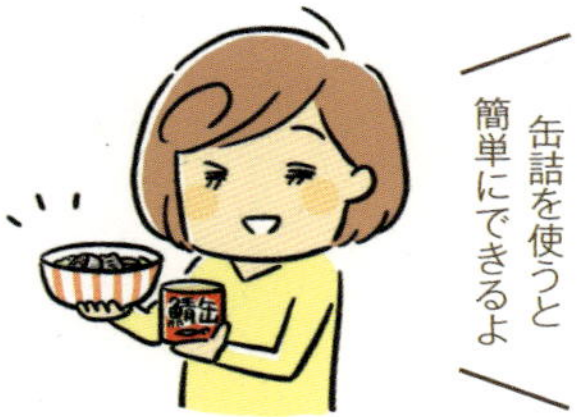
缶詰を使うと
簡単にできるよ

食欲不振

利尿作用の強い食材で余分な水分を追い出す

胃腸はとても繊細で、すぐに食欲が落ちたり、胃もたれしたりします。原因は、食べ過ぎやストレス、疲れ、水分や冷たいものの摂り過ぎなど。サラダや冷たい飲みものを毎日朝から摂っていると、体が冷えて血液の流れや代謝が悪くなり、風邪や肌荒れにつながることも。余分な水分を排出してくれる、利尿作用の強い食材を摂りましょう。

とうがらし

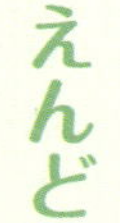

血流を促し、体を温める作用があります。脾と胃に働きかけるので、冷えからくる食欲不振やおなかの症状に効果的。痔などの出血症状やアレルギーのある人は摂り過ぎに注意。

五性 熱 **帰経** 心・脾
体質 気虚・気滞・瘀血・痰湿

八角

「トウシキミ」という中国原産の木の実を乾燥させたもの。肉の毒を消す作用があるため、豚の角煮などによく使われます。冷えが原因の腹痛、胃痛、腰痛、背中の痛みに効果的。

五性 温 **帰経** 脾・腎
体質 気虚・気滞

えんどう豆

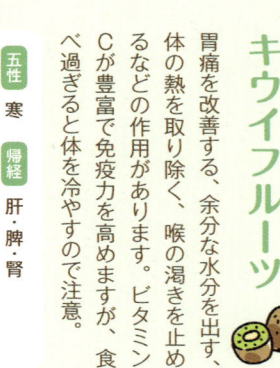

脾と胃の働きを良くし、体にたまった余分な水分を排出する作用があります。水分代謝の悪さから起こるむくみやだるさ、花粉症の鼻水・涙にも効果的。糖尿病の食事療法にも。

五性 平 **帰経** 脾
体質 気虚・痰湿

キウイフルーツ

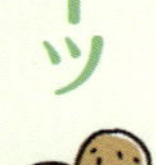

胃痛を改善する、余分な水分を出す、体の熱を取り除く、喉の渇きを止めるなどの作用があります。ビタミンCが豊富で免疫力を高めますが、食べ過ぎると体を冷やすので注意。

五性 寒 **帰経** 肝・脾・腎
体質 気滞・陰虚・痰湿

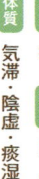

気虚　気滞　血虚　瘀血　痰湿

辛さが食欲を刺激する！

鶏肉ととうがらしの塩炒め

15分

材　料（2人分）
鶏肉…200g
とうがらし…３本
玉ねぎ…1/2 個
塩・黒こしょう・ごま油…各少々

作り方
1 鶏肉は一口大、とうがらしは輪切りにし、玉ねぎは薄切りにします。
2 フライパンにごま油を引き、1を入れて炒めます。
3 火が通ったら、塩・黒こしょうを入れ、味を調えます。

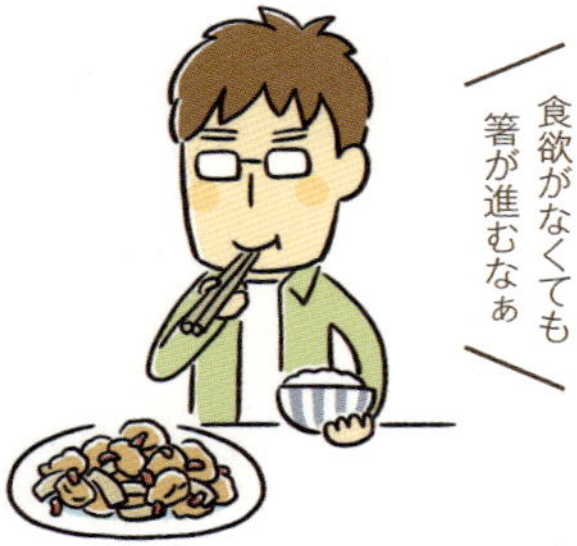

気虚　気滞　血虚　瘀血　痰湿

体を温める玉ねぎと一緒に

スナップえんどう玉ねぎサラダ

10分

材　料（2人分）
スナップえんどう…10 本
玉ねぎ…1/2 個
かつお節…1/2 パック
こしょう…少々
A［オリーブオイル・めんつゆ（ストレート）・レモン汁…各適量］

作り方
1 スナップえんどうは筋を取り、30秒ほどゆでた水につけ、水気を切ります。
2 玉ねぎを薄切りにします。
3 スナップえんどうと玉ねぎに、Aを混ぜたものをかけて、かつお節・こしょうをふりかけます。

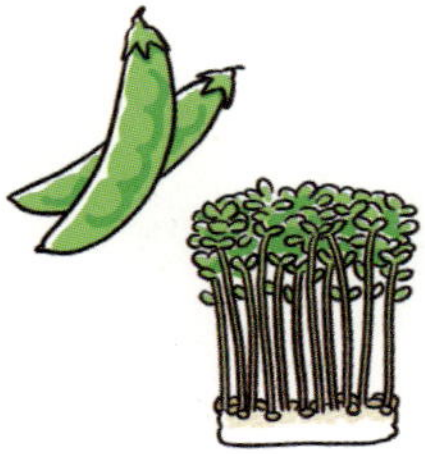

豆苗はえんどう豆の新芽です

低血圧

主な原因は血と気の不足

低血圧は、原因により対策が異なります。疲れやストレスなどにより気が低下している場合や血の素になる潤いだけでなく血そのものが足りない場合は、十分な休息・睡眠に加え、肉や魚、野菜などをバランス良く摂りましょう。胃腸が弱く血や気が足りない場合は、冷たいものや油分、糖分を控え、水分の摂り過ぎに注意しましょう。

牛肉

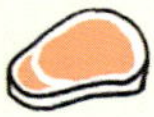

脾と胃の働きを良くし、胃腸を元気にする、気力・体力を高める、疲労回復、滋養強壮などの効果があります。血を補う作用も。胃腸が弱っている時はスープで摂るのがおすすめ。

五性 平　**帰経** 脾
体質 気虚・血虚

かぼちゃ

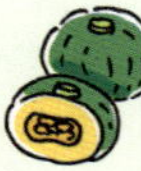

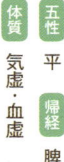

脾の消化吸収を助ける作用、気を補う作用があります。疲労や体力・気力不足、体が冷えた時におすすめ。抗炎症・鎮痛作用があり、すりおろしてやけどの治療に使うことも。

五性 温　**帰経** 脾
体質 気虚

豆腐

漢方では、体の熱を取り、津液（血液以外の水分）を補う作用がある食材。ほてりや便秘、肌の乾燥、口や喉の渇き、炎症の改善に用いられます。原料の大豆にも同じような効能が。

五性 涼　**帰経** 脾・肺
体質 気虚

アーモンド

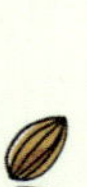

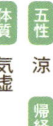

ビタミンEが豊富で生活習慣病予防やアンチエイジングに効果的。胃腸を整え、血を増やすため、漢方では、肺や肌を潤す、精神を落ち着かせる、便秘改善などに使われます。

五性 平　**帰経** 肝・心・肺
体質 気滞・瘀血

気虚　血虚

胃腸を元気にする最強コンビ！

かぼちゃと牛そぼろのトロトロ煮

20分

材　料（2人分）
- 牛ひき肉…100g
- かぼちゃ…300g
- 片栗粉・水…各適量
- A［酒・しょうゆ・みりん…各大さじ1
- 　 顆粒だし…小さじ2
- 　 水…250㎖

作り方

1 鍋にAと牛ひき肉を入れて煮ます。

2 1に、種とわたを取って3cm角に切ったかぼちゃを入れ、やわらかくなるまで煮ます。

3 水で溶いた片栗粉を入れてとろみを付けます。

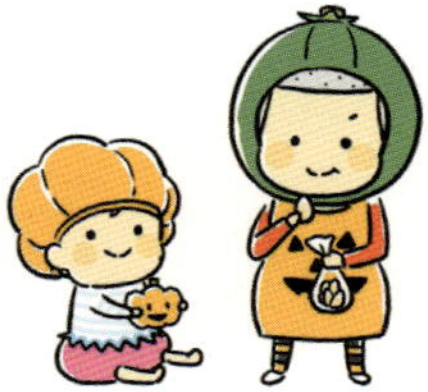
種もレンチンするとナッツみたいに
なっておいしいよ！

気虚　気滞　瘀血　陰虚

サクサクのヘルシーおやつ

簡単アーモンドチュイール

25分

材　料（約10枚分）
- アーモンド（スライス）…50g
- シナモンパウダー…適宜
- A［薄力粉…大さじ2強
- 　 はちみつ…大さじ2
- 　 卵白…1個分
- 　 溶かしバター…10g

作り方

1 ボウルにAを入れてよく混ぜ、混ざったらアーモンドを入れて軽く混ぜます。

2 クッキングシートに1を5cmくらいの円形に薄く広げて並べ、オーブントースターでこんがり焼きます。

3 お好みでシナモンパウダーをふりかけてできあがり。

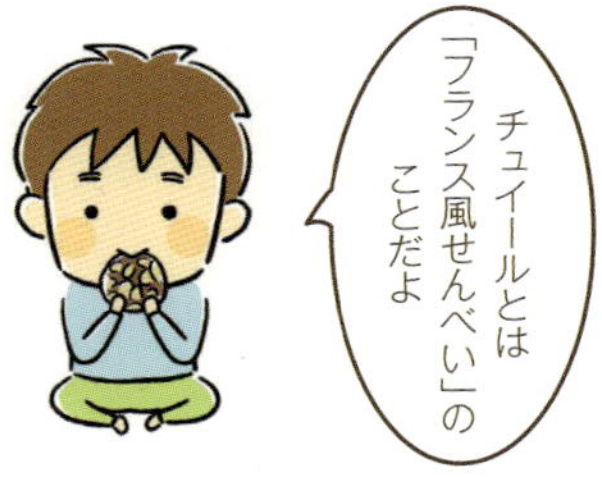
チュイールとは
「フランス風せんべい」の
ことだよ

更年期障害

血と腎を養って穏やかな更年期を

40代くらいから男女を問わず多くの人が経験する更年期障害。ホルモンバランスが崩れ、ほてりやのぼせ、多量の汗、頭痛、気分の落ち込みなど、さまざまな不調が生じます。

漢方では、血が不足し、腎が弱るために起こると考えます。質の良い血を増やして腎に栄養を届けられるよう、鉄分の多い食材を摂りましょう。

ほうれん草

鉄分が多く、造血・止血作用があります。月経不順、便秘、口の渇きや二日酔いに効果的。感情を落ち着かせる働きもあるので、ストレスにも。栄養のある根元も食べて。

五性 涼 **帰経** 肝・脾・肺

体質 気虚・血虚・瘀血・陰虚

プルーン

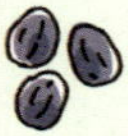

生よりも鉄分豊富な乾燥プルーンは、貧血予防に効果的。抗酸化作用のビタミンEやポリフェノール、エネルギー生産に必要なナイアシンもたっぷり。便秘、二日酔いなどにも。

五性 平 **帰経** 肝・腎

体質 血虚

かつお

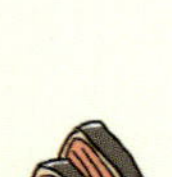

血を補い、腎を元気にするかつおは、更年期障害対策にぜひ摂りたい食材。脾の働きを良くして、水分代謝も促します。虚弱体質の改善にも効果的。かつお節にも似た効能が。

五性 平 **帰経** 脾・腎

体質 気虚・血虚・瘀血

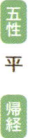

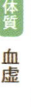

はちみつ

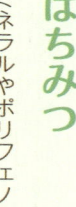

ミネラルやポリフェノールを含み、栄養価はバツグン。体を潤す作用があり、咳や肌荒れ、便秘、のぼせなどに効果的。脾の働きや胃の調子を整える作用も。乳児には与えないで。

五性 平 **帰経** 脾・肺

体質 気虚・陰虚

気虚 血虚 瘀血 陰虚

卵にも血を補う作用アリ！

ほうれん草と卵のカレー炒め

15分

材料（2人分）

ほうれん草…1/2束
卵…2個
オリーブオイル…大さじ1

A
- カレー粉…小さじ1/3
- 酒…少々
- しょうゆ…少々

作り方

1 ほうれん草をさっとゆでて水につけ、水気を絞って5cm程度に切ります。

2 熱したフライパンにオリーブオイルを引いて溶き卵を入れます。半熟になったら、ほうれん草を加え、軽く炒めます。

3 Aを加えて全体に味がなじむように混ぜます。

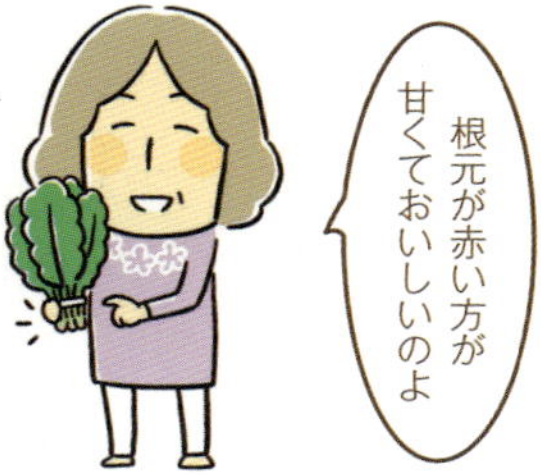
根元が赤い方が
甘くておいしいのよ

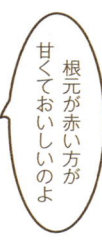

気虚 気滞 血虚 瘀血 陰虚 痰湿

いつものたたきにごまの香ばしさをプラス

ごままぶしかつおのたたき

15分

材料（2人分）

かつお（刺身用）…1/2さく
黒・白いりごま…各大さじ1
オリーブオイル…大さじ1
青ねぎ…適量
塩…少々

A
- ポン酢…大さじ1
- こしょう…少々

作り方

1 かつおに塩をふり、身の両面に黒・白いりごまをしっかりと付けます。

2 フライパンにオリーブオイルを入れ、かつおを表面の色が変わるまで焼き、焼き目が付いたら取り出し、粗熱を取ります。

3 かつおを1cm幅に切り、Aをかけ、小口切りにした青ねぎを散らします。

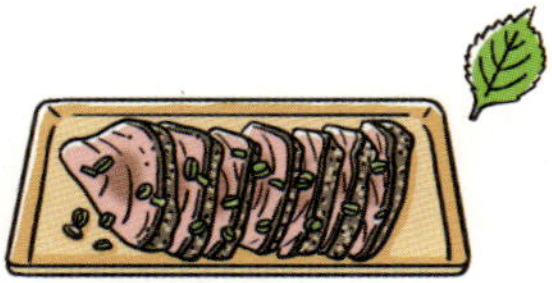

刻んだ青じそを添えれば
夏バテ解消にも

こんな
悩みも改善③

鼻血

「何もしていないのに、突然出た」「鼻をかみすぎて出た」など、特に鼻腔を強く触っていないのに出る鼻血は、鼻粘膜の乾燥、高血圧などにより血管がもろくなっていることが原因かもしれません。

粘膜を潤し、血の巡りを良くして出血を予防しましょう。

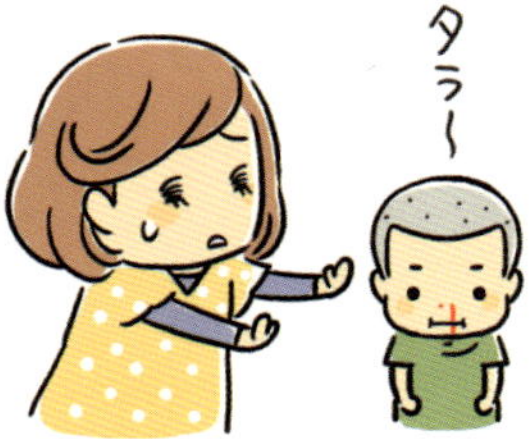

潤いUPで血管を丈夫に

豚足の甘辛煮

20分

材料（2人分）

豚足（ゆでたもの）…2本

A
- にんにく（チューブ）…4cm程度
- 酒…大さじ2

A
- しょうゆ…大さじ4
- みりん…大さじ2
- 砂糖…大さじ2

作り方

1 鍋にAを入れて混ぜ合わせ、豚足を入れて火にかける。

2 豚足がとろとろになり、味が染み込むまで15分ほど煮込む。

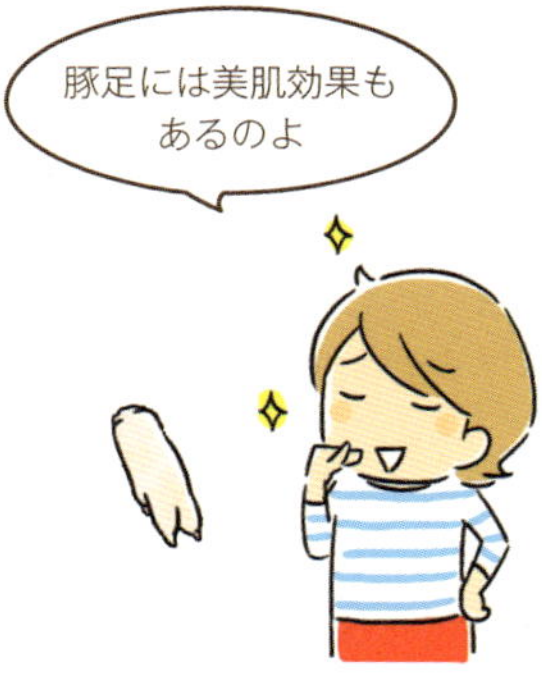

豚足　五性 平　帰経 脾　体質 気虚・血虚

第6章

生活習慣病に立ち向かう

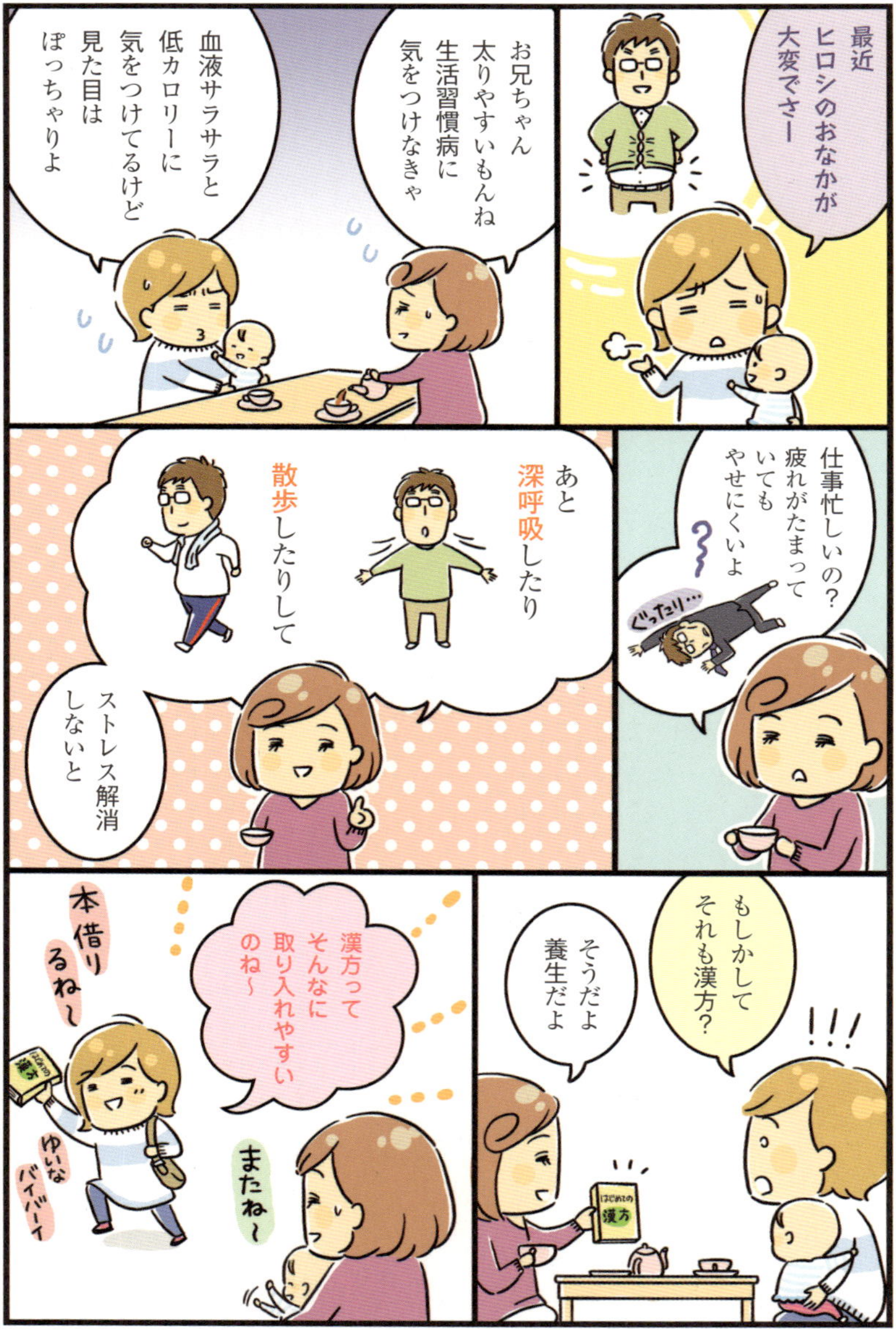
最近ヒロシのおなかが大変でさー
お兄ちゃん太りやすいもんね生活習慣病に気をつけなきゃ
血液サラサラと低カロリーに気をつけてるけど見た目はぽっちゃりよ
仕事忙しいの？疲れがたまっていてもやせにくいよ
ぐったり…
あと深呼吸したり散歩したりして
ストレス解消しないと
もしかしてそれも漢方？
そうだよ養生だよ
はじめての漢方
!!!
漢方ってそんなに取り入れやすいのね～
本借りるね～
ゆいなバイバーイ
またね～

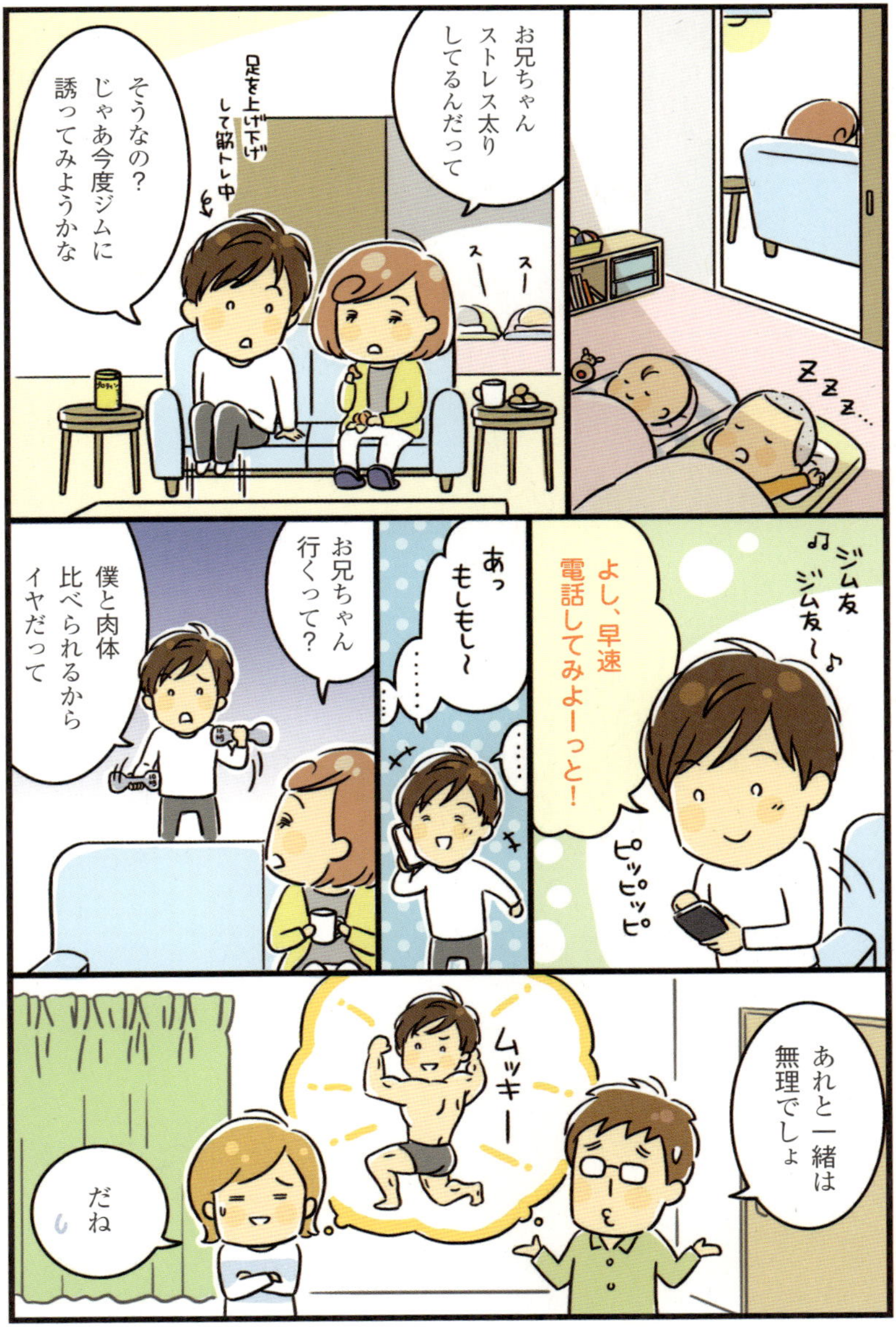
ZZZ…
お兄ちゃんストレス太りしてるんだって
スー
スー
足を上げ下げして筋トレ中
そうなの？じゃあ今度ジムに誘ってみようかな
ジム友ジム友～♪
よし、早速電話してみよーっと！
ピッピッピ
あっもしもし～
……
……
お兄ちゃん行くって？
僕と肉体比べられるからイヤだって
あれと一緒は無理でしょ
ムッキー
だね

メタボ

食事と運動で脂肪をためない体に

メタボ（メタボリックシンドローム）とは、内臓脂肪型肥満に、脂質異常、高血糖、高血圧が組み合わさった状態のこと。動脈硬化が進み、心臓や脳の病気になりやすくなります。原因は食べ過ぎや運動不足など。腹八分目やよく噛んで食べることを心がけましょう。駅では階段を使うなど、体を動かす習慣をつけることも大切です。

セロリ

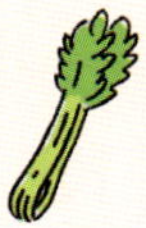

血圧を下げる作用があり、高血圧予防にぜひ摂りたい野菜です。体内の余分な熱をしずめ、気分を落ち着かせる効果もあるため、ストレスで暴飲暴食しやすい人にもおすすめ。

五性 涼　**帰経** 肝・肺・腎
体質 気滞・陰虚・痰湿

大根

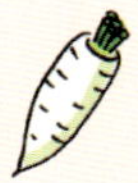

脂肪を分解する酵素を含むので、油っぽい料理と一緒に食べると良いでしょう。葉は、β-カロテンのほか、ビタミン類やカルシウムなどの栄養を多く含むので、捨てずに食べて。

五性 涼　**帰経** 脾・肺
体質 気滞・痰湿

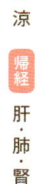

玉ねぎ

血管の病気に効果的な硫化アリルや、老化を防ぐポリフェノールが豊富。血液をサラサラにし、血糖値の上昇を抑える作用も。食物繊維も含み、腸内環境の改善に役立ちます。

五性 温　**帰経** 脾・肺
体質 気滞・瘀血・痰湿

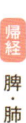

いわし

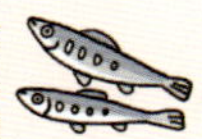

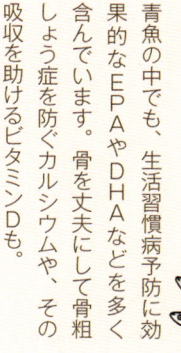

青魚の中でも、生活習慣病予防に効果的なEPAやDHAなどを多く含んでいます。骨を丈夫にして骨粗しょう症を防ぐカルシウムや、その吸収を助けるビタミンDも。

五性 温　**帰経** 肝・心・脾・腎
体質 気虚・血虚・瘀血

気虚　気滞　瘀血　陰虚　痰湿

ストレスを緩和し、暴飲暴食を抑える

セロリのパパッと漬け

5分（漬け込み時間は除く）

材料（2人分）
セロリ…1本
白だし…大さじ1
酢…小さじ1
鷹の爪…1本

作り方
1 セロリの茎を1cm幅くらいの斜め切りにします。鷹の爪は輪切りにします。
2 ビニール袋にセロリと白だし、酢、鷹の爪を入れ、よくなじませてから袋の口を閉じます。
3 冷蔵庫に入れ、20分程置いたらできあがり。

気虚　気滞　血虚　瘀血　痰湿

脂肪を燃やすごま油でこんがり焼いて

大根の和風ステーキ

20分

材料（2人分）
大根…6cm
昆布…10cm
長ねぎ…3cm
ごま油…適量
A［しょうゆ…小さじ1
　かつお節・しょうが（すりおろし）…各適量

作り方
1 大根を皮付きのまま3cm程の厚さに切り、昆布と水に入れ、やわらかくなるまで煮ます。
2 フライパンにごま油を引いて大根を並べ、両面に焼き色を付けます。
3 **2**にAを混ぜ合わせたものをかけ、みじん切りにした長ねぎをのせます。

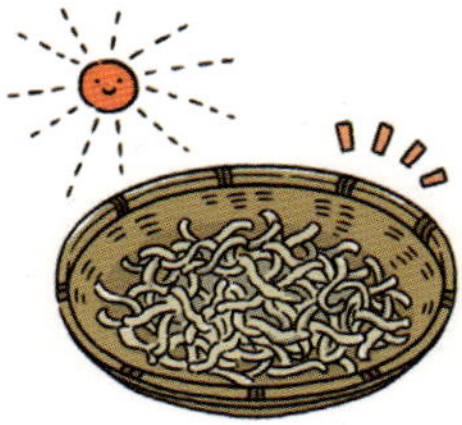

切り干し大根は生よりも栄養価が高く、旨みもぎゅっと詰まっています

高血圧

原因別の対処で改善を促す

漢方では、高血圧を急性と慢性に分けています。急性はストレスや興奮などにより体に熱がこもり、一時的に血圧が上がるもの。ストレス発散の方法を見つけ、体の熱を冷ます食材を摂りましょう。慢性は悪い食生活で血がドロドロになり、血圧が上がるもの。軽い運動と血の流れを良くする食材の摂取が改善のポイントです。

そば

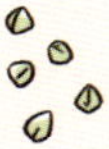

体の熱を冷まし、炎症をしずめる作用があり、血圧を下げます。気の流れを整えるため、頭痛やほてりの改善や、気分を落ち着かせたい時にも効果的。のぼせやすい人は常食して。

五性 涼　帰経 脾・肺
体質 気虚・気滞

すいか

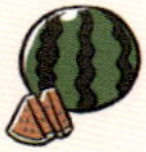

血圧を下げる作用のほか、体の熱を冷ましたり、余分な水分を排出したりする作用もあります。喉の渇きを止める効果もあり、暑い日や汗をたくさんかいた日に摂りたい食材。

五性 寒　帰経 心・脾・腎
体質 陰虚・痰湿

玉ねぎ

血液をサラサラにする硫化アリルに加え、ケルセチンというポリフェノールが豊富。皮に近い部分に多く含まれています。高血圧やメタボの予防、肝機能向上に効果的。

五性 温　帰経 脾・肺
体質 気滞・瘀血・痰湿

わかめ

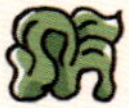

塩分の摂り過ぎは高血圧の原因の一つ。わかめには、塩分を体外に出すアルギン酸と、塩分を吸収しにくくするカリウムが多く含まれています。リンパの腫れやむくみの解消にも。

五性 寒　帰経 肝・脾・腎
体質 気虚・気滞・瘀血・痰湿

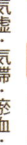

気虚 気滞 血虚 陰虚 痰湿

血圧を下げ、夏バテやむくみ予防にも

すいか豆乳ジュース

5分

材 料（1人分）

すいか…100g
豆乳…200mℓ
レモン汁…少々
はちみつ…適宜

作り方

1 すいかは皮と種を取って一口大に切ります。

2 ミキサーに、すいか、豆乳、レモン汁を入れ、なめらかになるまで混ぜます。

3 **2** をカップに注ぎ、お好みではちみつを加えます。

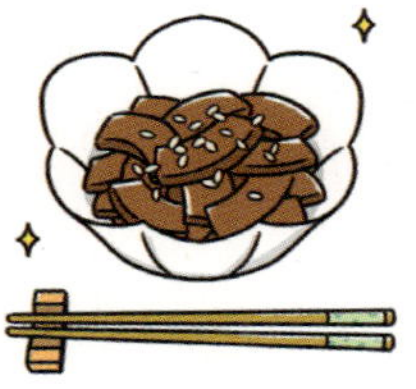

皮の白い部分には
利尿作用があります。
つくだ煮や漬物にして食べて

気虚 気滞 瘀血 陰虚 痰湿

ダブルの効果で血圧を下げる

わかめとしょうがの炒め煮

10分

材 料（2人分）

わかめ（生）…250g程度
しょうが…1/2個
白ごま・ごま油…各適量

A
- 酒…大さじ1
- しょうゆ・みりん…各大さじ2
- 砂糖…小さじ1

作り方

1 わかめは食べやすい大きさに、しょうがは皮付きのまま千切りにします。

2 フライパンにごま油を引き、**1** を炒めます。

3 **2** にAを混ぜ合わせたものをかけて軽く炒め、仕上げに白ごまをふります。

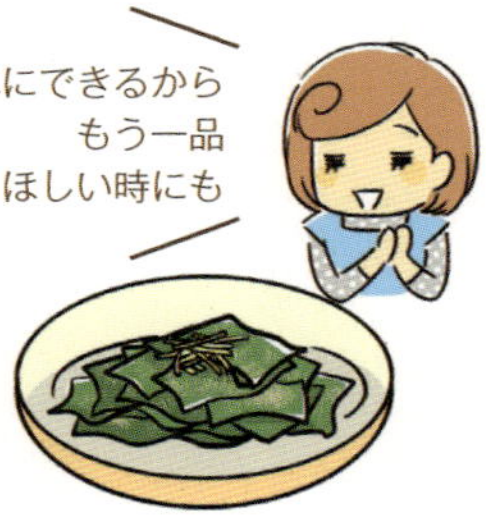

食べ合わせ
わかめ＋しょうが

体から塩分を出すわかめと、血管を広げるしょうがの組み合わせが高血圧予防に効きます。

血栓予防

ストレスや冷えも ドロドロ血の原因に

漢方では、「血瘀《けつお》」の状態にあると血の塊（血栓）ができやすくなるとされており、脳梗塞や心筋梗塞などの要因になります。一番の原因は、食べ過ぎや偏食などで胃腸が弱り、体に不要なものがたまること。食事は野菜中心にし、薄味を心がけましょう。栄養不足やストレス、冷えも気の巡りを悪くするので気をつけて。

いわし

コレステロールや中性脂肪を減らし、血液をサラサラにするEPAやDHAなどの不飽和脂肪酸が豊富。老化やがんの予防も期待できます。手軽に栄養が摂れる缶詰が便利。

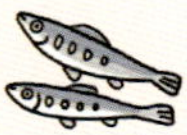

五性 温　帰経 肝・心・脾・腎

体質 気虚・血虚・瘀血

玉ねぎ

気と血の巡りを良くします。におい成分の硫化アリルには、血行を促進して代謝を促し、コレステロールの上昇を抑える作用も。皮をお茶にして飲むと、動脈硬化予防に。

五性 温　帰経 脾・肺

体質 気滞・瘀血・痰湿

納豆

発酵の際にできるナットウキナーゼには、血栓をできにくくする効果があります。皮膚や髪、爪に良いビタミンB_2も豊富。老化防止に役立つポリアミンも含まれています。

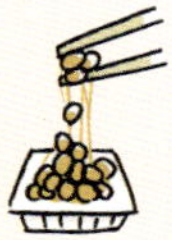

五性 温　帰経 脾・肺

体質 気滞・瘀血

さんま

EPAやDHAなどの不飽和脂肪酸やビタミンEが、血液をサラサラにしてくれます。神経を落ち着かせ、炎症を抑える作用も。栄養豊富なので、夏の疲れを取るのに最適です。

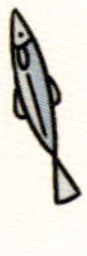

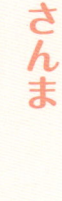

五性 平　帰経 脾

体質 気虚・気滞・血虚・瘀血

気虚 気滞 血虚 瘀血 陰虚 痰湿

さっぱりしていて食欲もUP！

いわしの野菜マリネ

15分

材料（2人分）

いわし…4尾
ミニトマト…6個
玉ねぎ…1/4個
小麦粉…適量
オリーブオイル…適量

A しょうゆ…大さじ1
　ワインビネガー…大さじ1

B レモン汁…大さじ2
　砂糖…小さじ1/2
　塩こしょう…少々

作り方

1 ミニトマトは半分に、玉ねぎは薄切りにします。いわしは半分に切り、Aを混ぜたものに5分程つけます。

2 いわしの汁気を切って小麦粉をまぶし、フライパンにオリーブオイルを引いて焼きます。

3 いわし、ミニトマト、玉ねぎを器に盛り付け、Bを混ぜたものをかけます。

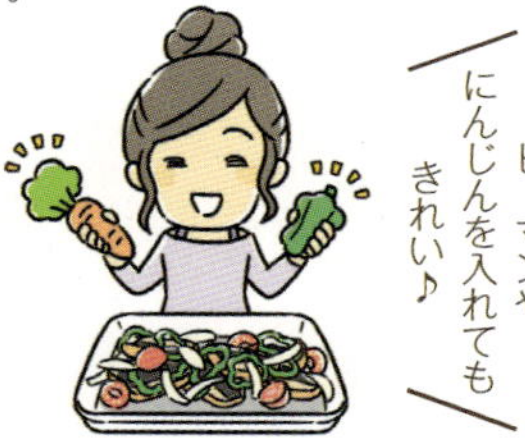
ピーマンやにんじんを入れてもきれい♪

気虚 気滞 血虚 瘀血 陰虚 痰湿

納豆が苦手でも食べやすい

納豆ねぎ焼き

20分

材料（1枚分）

納豆…1パック
キャベツ…2枚
にんじん…2cm
青ねぎ…3本
小麦粉…大さじ3
水…大さじ3
しょうゆ…小さじ1/2
ごま油…適量

作り方

1 キャベツ、にんじんはみじん切りにして電子レンジ（600W）で2分程温めます。青ねぎは刻んでおきます。

2 ボウルに1と納豆、小麦粉、水、しょうゆを入れてよく混ぜます。

3 ごま油を引いたフライパンに2を薄めに丸く伸ばし、両面をこんがり焼きます。

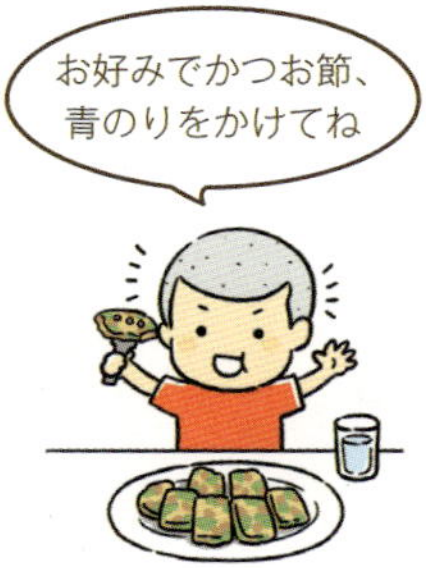
お好みでかつお節、青のりをかけてね

糖尿病

まずは食生活の見直しから始めよう

糖尿病の原因は、膵《すい》臓から出るインスリン不足、または過剰な内臓脂肪がインスリンの働きを邪魔してしまうことです。そうなると、血液が糖だらけになり、さまざまな症状が出始めます。

予防の基本は、食事と運動。朝食抜きや野菜不足、食べ過ぎ・飲み過ぎ、早食いなど、悪い食習慣を改善しましょう。

やまいも

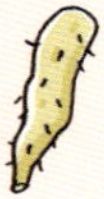

血糖値を下げる強い作用があります。脾と胃に働きかけて消化吸収を良くしたり、衰えた腎の機能を高めたりする作用も。体力不足や免疫力低下、虚弱体質の改善に効果的。

五性 平　**帰経** 脾・肺・腎

体質 気虚・陰虚

白きくらげ

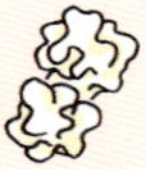

血糖値を下げる作用に加え、低カロリーでタンパク質、カルシウム、食物繊維が豊富なので、糖尿病予防にぜひ取り入れたい食材。乾燥肌の改善やぜんそくなど、肺の症状にも有効。

五性 平　**帰経** 脾・肺・腎

体質 気虚・血虚・陰虚

鴨肉

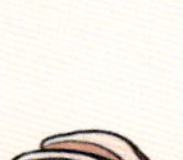

脂肪分が体にたまりにくく、血中コレステロールを低下させる不飽和脂肪酸が豊富。漢方では、胃と脾に働きかけ、血を補う作用があり、貧血や月経不順の改善にも有効です。

五性 平　**帰経** 脾・肺・腎

体質 血虚・陰虚・痰湿

ぶどう

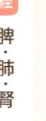

皮に含まれるポリフェノールが、糖尿病の原因の一つである活性酸素を消してくれます。ジュースにすると、逆に血糖値を上げてしまうので、皮付きでそのまま食べましょう。

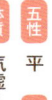

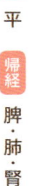

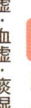

五性 平　**帰経** 脾・肺・腎

体質 気虚・血虚・痰湿

気虚 陰虚

パパッとできておつまみにぴったり！

やまいものバターしょうゆ炒め

5分

材　料（2人分）
やまいも…5cm
薄力粉…大さじ1
バター…小さじ1
しょうゆ…小さじ1
黒こしょう…適宜

作り方

1 やまいもは皮を剥いて短冊切りにし、薄力粉を薄くふりかけます。

2 フライパンにバターを入れてやまいもを炒めます。

3 **2**にしょうゆを入れて軽く炒めます。お好みで黒こしょうをかけてください。

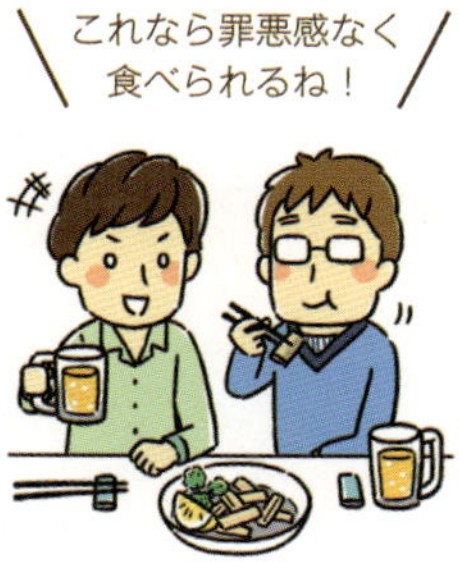
これなら罪悪感なく
食べられるね！

血虚 陰虚 痰湿

血を補うので貧血や月経不順にも

鴨の和風ロースト煮

30分

材　料（2人分）
鴨肉…300g
酒…50mℓ
しょうゆ…50mℓ
みりん…50mℓ
和がらし…少々

作り方

1 鴨肉の脂身に斜めに切れ目を入れ、フライパンで弱火で焼き、途中で裏返して、両面に軽く焼き色を付けます。

2 鍋に酒を沸騰させ、しょうゆとみりんを加えます。

3 **2**に鴨肉を入れ、両面を5分ずつぐらい煮ます。火を止め、汁につけたまま冷まし、食べやすい大きさに切ります。

4 **3**に煮汁を煮詰めたものをかけ、和がらしを添えます。

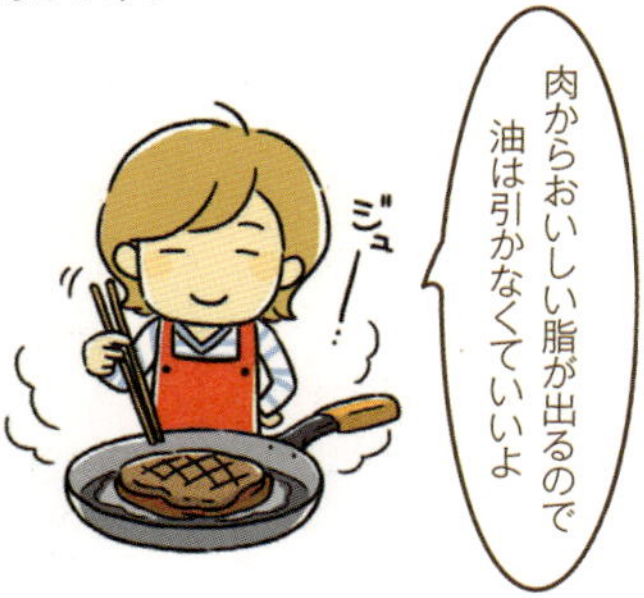
肉からおいしい脂が出るので
油は引かなくていいよ
ジュー！

骨粗しょう症

カルシウムとビタミンで骨を強くする

栄養不足や運動不足、女性の場合は閉経によるホルモン減少などが原因で起こる骨粗しょう症。骨がスカスカになり、骨折しやすくなります。漢方では、腎の働きが弱まると女性ホルモンが減り、骨がもろくなるとされます。骨をつくるカルシウムとそれをサポートするビタミンD・Kなどの栄養素を含む食材を摂るようにしましょう。

チンゲンサイ

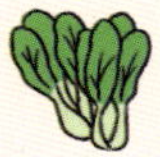

カルシウムが多く、β-カロテン、ビタミンC・E・Kなども含む栄養豊富な野菜。イライラを解消する作用や肝の余分な熱をしずめる作用があり、気の流れを良くします。

五性 平　帰経 肝・脾・肺

体質 瘀血・陰虚・痰湿

黒きくらげ

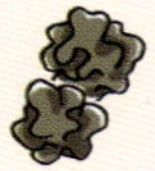

カルシウムとタンパク質が豊富。腎の働きを補うため、血をきれいにし、高血圧、月経不順など血液のトラブルを改善する効果も。柑橘類などの酸味と一緒に摂ると吸収率アップ。

五性 平　帰経 肝・脾・肺

体質 血虚・瘀血

大豆

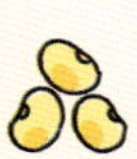

気や血を補い、胃腸のトラブルを改善し、消化機能を高め、疲労を回復します。骨粗しょう症や更年期障害の改善に有効なイソフラボンを含み、老化予防に最適な食材です。

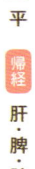

五性 平　帰経 脾・肺

体質 気虚・陰虚

適度な日光浴で骨を丈夫に

骨を丈夫にするには、カルシウムと一緒にビタミンDを摂るとより吸収が良くなります。ビタミンDは紫外線に当たることでもつくられるので、散歩や適度な日光浴をしましょう。

血虚 瘀血 陰虚 痰湿

カルシウムとビタミンDがたっぷり摂れる！

チンゲンサイときくらげの中華炒め（水で戻す時間は除く）

15分

材　料（2人分）

チンゲンサイ…2株
黒きくらげ（乾燥）…5g
ごま油…適量
A［オイスターソース…大さじ1
　 中華だしの素…大さじ1

作り方

1 黒きくらげは水で戻して食べやすい大きさに切り、チンゲンサイは3cm程度に切ります。

2 フライパンにごま油を入れ、茎から葉の順にチンゲンサイを炒めます。しんなりしたら、黒きくらげを加えます。

3 **2**にAを混ぜ合わせたものをかけ、軽く炒めます。

気虚 気滞 血虚 瘀血 陰虚

手軽につまんでイソフラボン摂取

ガーリックチーズ豆

15分

材　料（2人分）

大豆（水煮）…150g
A［片栗粉…大さじ1
　 粉チーズ…大さじ1
にんにく（チューブ）…1～2cm
油…適量
塩…適量

作り方

1 大豆はキッチンペーパーで水気を取り、ボウルに入れます。Aを加え、全体に絡めます。

2 フライパンに油を引き、にんにくを入れて香りを立たせ、**1**を入れてくっつかないように炒めます。

3 カリカリしてきたら火から下ろし、塩をふります。

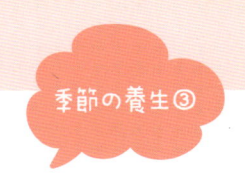

秋

秋はしっとり、のんびりと。夏のダメージを回復し、冬に備えましょう。

秋はどことなく寂しく感じますが、それは空気が乾燥し、呼吸がしづらくなっているせいかもしれません。肺は悲しみの感情に関連しているとされているからです。また、肌も乾燥しがちです。潤いを補給し、心穏やかに過ごしましょう。

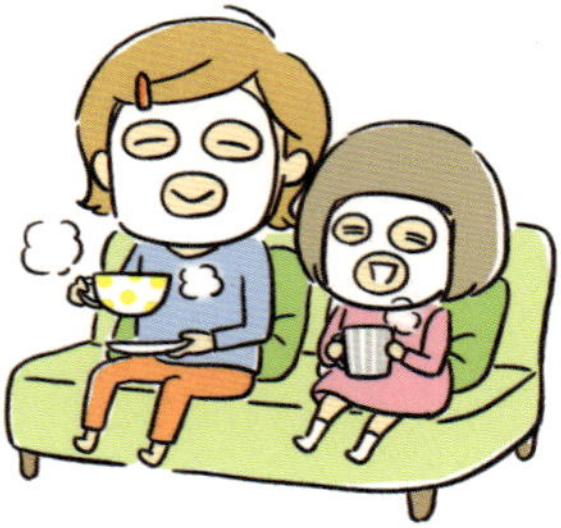

おすすめ養生

朝の空気をたっぷり吸い込もう

秋の朝は、少しひんやりした澄んだ空気に包まれています。深呼吸できれいな空気をたくさん吸い込み、気持ち良い一日を始めましょう。元気に過ごすためには、しっかり呼吸をすることが大切です。
中医学では、エネルギーは新鮮な空気から得られるとされています。「なんだかしんどいな」と感じたら、深く息を吸うようにしてみましょう。いつの間にか楽になっているはずです。

加湿をしっかりしよう

中医学では、肺機能の低下と気分の落ち込みは関連性があると言われています。肺の乾燥を防ぎ、気分の落ち込みやイライラなどを吹き飛ばしましょう。マスクや加湿器で喉を守り、肌はしっかり保湿を。また、温かいハーブティーなどを飲み、心も体もリラックスさせましょう。風邪予防にもなりますよ。

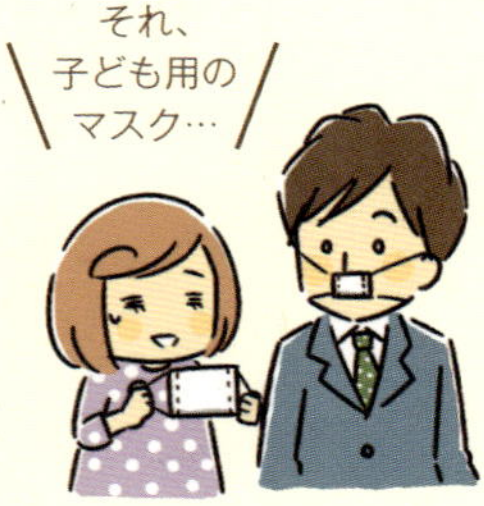

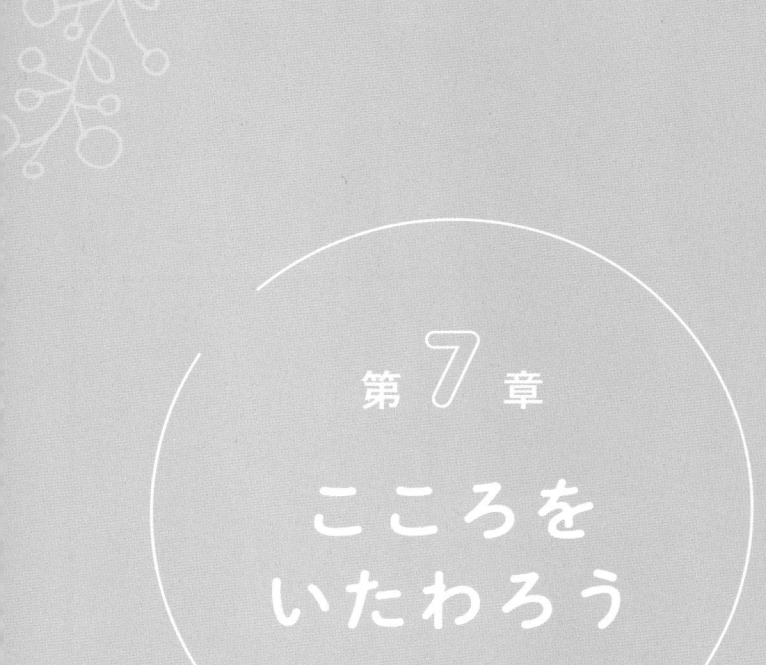

第7章

こころを いたわろう

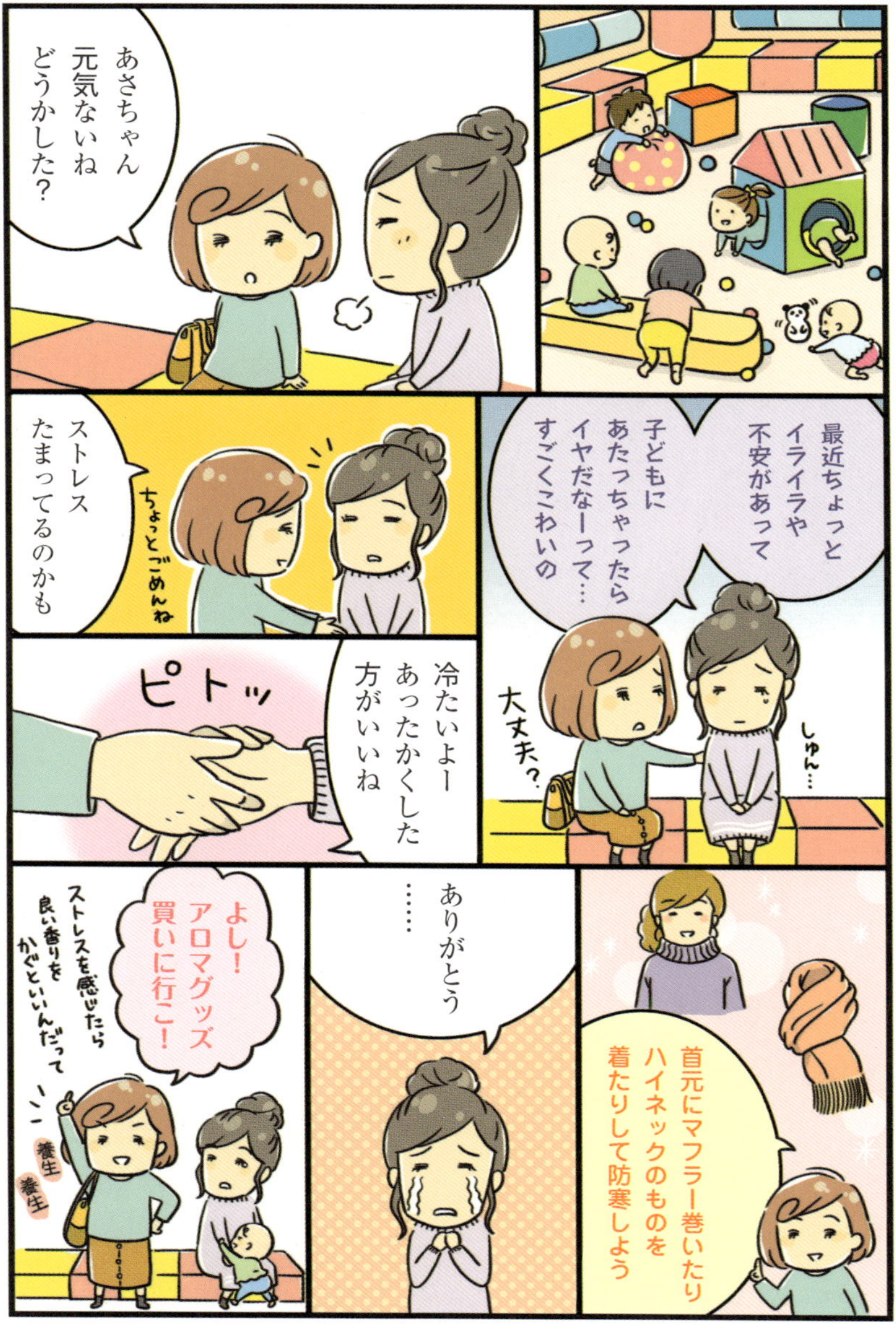
あさちゃん
元気ないね
どうかした？
最近ちょっと
イライラや
不安があって
子どもに
あたっちゃったら
イヤだなーって…
すごくこわいの
大丈夫？
しゅん…
ストレス
たまってるのかも
ちょっとごめんね
ピトッ
冷たいよー
あったかくした
方がいいね
首元にマフラー巻いたり
ハイネックのものを
着たりして防寒しよう
ありがとう
……
よし！
アロマグッズ
買いに行こ！
ストレスを感じたら
良い香りを
かぐといいんだって
養生
養生

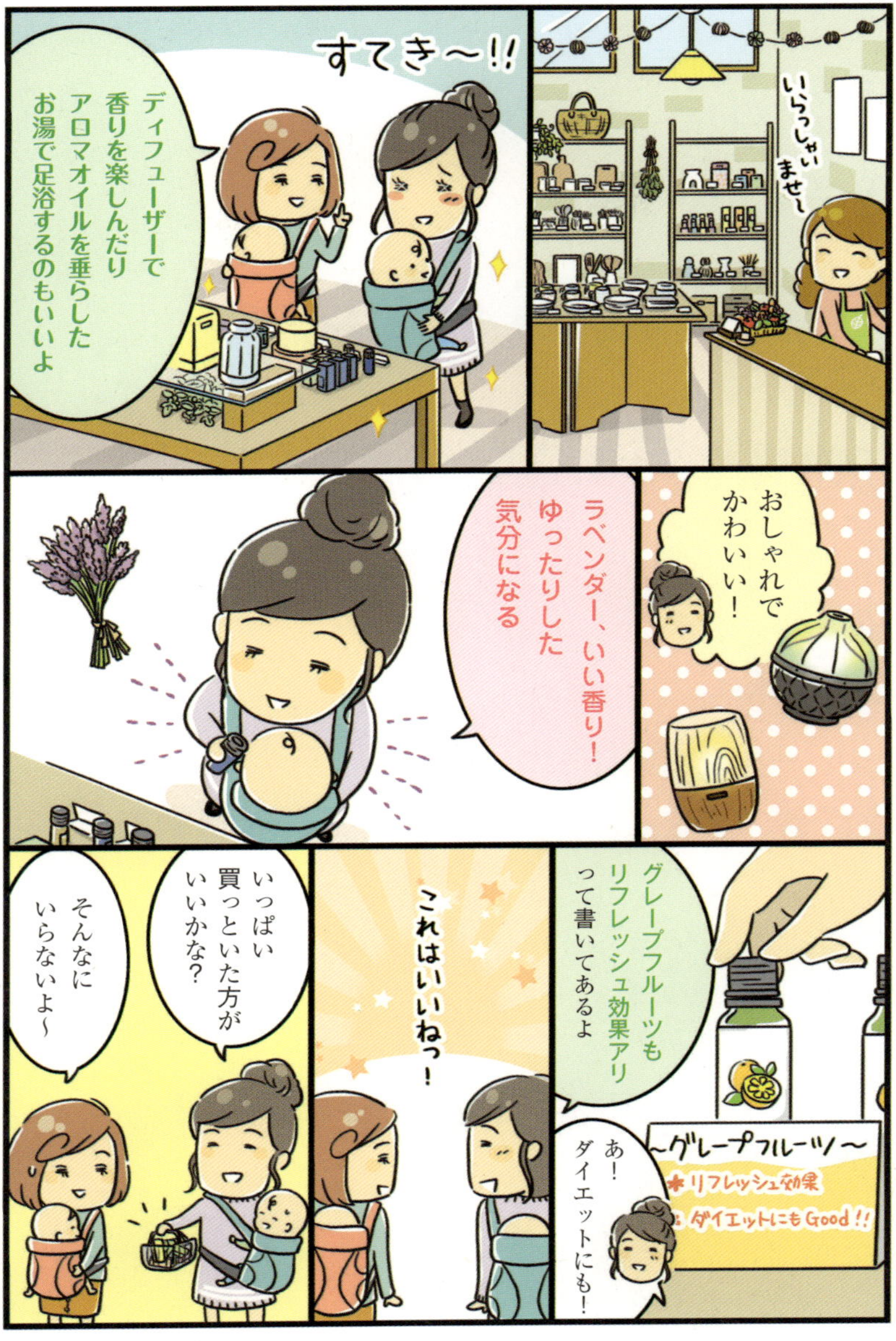
いらっしゃいませ～
すてき～!!
ディフューザーで香りを楽しんだりアロマオイルを垂らしたりお湯で足浴するのもいいよ
おしゃれでかわいい！
ラベンダー、いい香り！ゆったりした気分になる
グレープフルーツもリフレッシュ効果アリって書いてあるよ
～グレープフルーツ～
★リフレッシュ効果
★ダイエットにもGood!!
あ！ダイエットにも！
これはいいねっ！
いっぱい買っといた方がいいかな？
そんなにいらないよ～

イライラ

すぐ落ち着きたいなら グレープフルーツ

漢方ではストレスや怒りで体に熱がたまり、気の巡りが停滞することでイライラが起こると考えます。気の巡りは肝と深くかかわっているため、肝の熱を冷ます食材を摂りましょう。すぐに落ち着きたいならグレープフルーツジュースがおすすめ。ほかにも、別のことをして気をそらすなど、自分なりのストレス解消法を持つことも大切です。

ゆり根

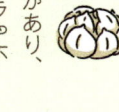

精神を安定させる強い作用があり、ストレスなどによるイライラや不眠、気分の落ち込みに効果的。中国ではノイローゼのような症状にも使われます。肺を潤すので咳止めにも。

五性 平　**帰経** 心・肺
体質 気滞・陰虚

セロリ

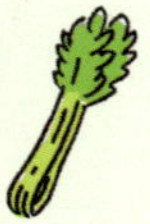

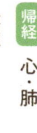

滞った気の流れを良くします。肝にたまった熱を冷ます作用が強く、イライラや怒りをしずめてくれます。独特の香りにも精神をしずめる作用が。香り成分は葉に豊富に含まれます。

五性 涼　**帰経** 肝・肺・腎
体質 気滞・陰虚・痰湿

ピーマン

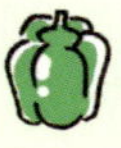

停滞した気の流れを改善し、肝の働きを良くします。イライラや気分の落ち込み、ストレスからくる頭痛やおなかの張りなどの症状に効果的。パプリカにも同じ効能があります。

五性 平　**帰経** 肝・心・脾・腎
体質 気滞・瘀血

あさり

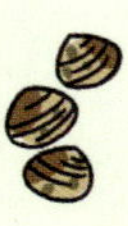

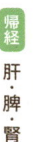

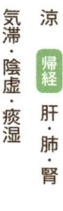

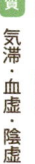

イライラや精神の不安定、ほてりなど、体にたまった余分な熱や水分からくる症状の改善に効果的。体を冷やす性質があるので、しょうがなどの薬味と一緒に摂りましょう。

五性 寒　**帰経** 肝・脾・腎
体質 気滞・血虚・陰虚

気虚　気滞　瘀血　陰虚　痰湿

さわやかな香りで気分をクールダウン！

ゆり根とセロリのシャキシャキ炒め

15分

材料（2人分）

ゆり根…50g
セロリ…2本
にんにく…1片
オリーブオイル…適量
塩…小さじ1/2
黒こしょう…少々

イライラしてたら可愛くないよ！
え？何だって？

作り方

1 ゆり根を水に浸しながら1枚ずつ剥がして洗い、軽く下ゆでします。セロリは斜め切り、にんにくはみじん切りにします。

2 フライパンにオリーブオイルを熱し、1を炒めます。

3 2に塩と黒こしょうを加え、味を調えます。

気虚　気滞　血虚　瘀血　陰虚

アスパラガスにも熱を冷ます作用がある

あさりとアスパラガスの酒蒸し

20分

材料（2人分）

あさり…200g
アスパラガス…3本
にんにく…1片
鷹の爪…適量
オリーブオイル…小さじ1
バター…15g
酒…50mℓ

作り方

1 アスパラガスは4cmの長さに切ります。にんにくはみじん切りにし、鷹の爪は輪切りにします。

2 フライパンにオリーブオイルを引いて、にんにく・鷹の爪を入れ、香りが出たらアスパラガスを入れて軽く炒めます。

3 2にあさりとバター・酒を入れて軽く混ぜ、ふたをします。あさりの殻が開いたらできあがり。

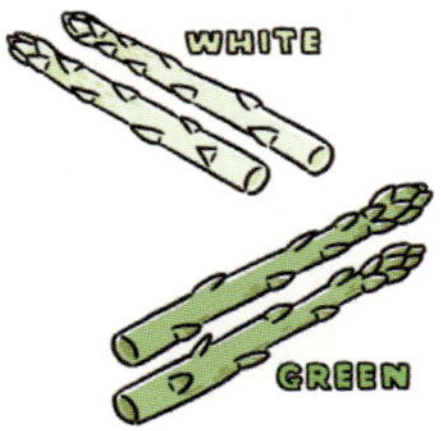

WHITE
GREEN

栄養価はホワイトよりグリーンの方が優れています

ストレス

自分のストレスパターンを知ろう

漢方では、ストレスからくる心や体のトラブルは肝の不調が原因と考えます。肝の働きを高める食材を摂るようにしましょう。また、滞った気の流れを良くするために、腹式呼吸や軽い運動、アロマなどの香りを生活に取り入れるのも効果的。自分が何にストレスを感じたかを記録し、パターンを知ると対策法が見つけやすくなります。

菊花

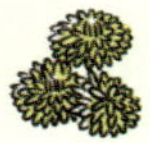

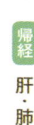

菊の花には、熱や炎症を抑える作用や血の巡りを良くして血圧を下げる作用があります。体や目の疲れ、頭痛、めまいなどには、乾燥させた菊花をお湯で煮詰めたものを飲むと効果的。

五性 涼　**帰経** 肝・肺
体質 気滞・陰虚

ゴーヤー

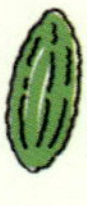

肝の熱を取り除く作用が強いので、イライラやのぼせ、目の充血に効果的です。ビタミンCが豊富で、苦み成分には胃を保護し、血糖値を下げる働きも。夏バテ予防におすすめ。

五性 寒　**帰経** 心・脾
体質 陰虚・痰湿

三つ葉

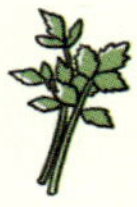

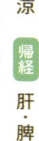

気を補い巡りを促す作用や、神経の興奮をしずめる作用があります。ストレスでイライラする、元気が出ない、おなかが張る、食欲がない時などに摂ると良いでしょう。

五性 涼　**帰経** 肝・脾
体質 気滞・瘀血

あさり

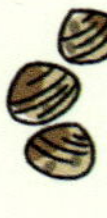

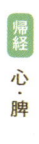

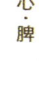

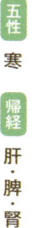

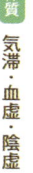

肝を養う食材なので、ストレスを感じやすい人は積極的に摂りましょう。体の余分な熱を冷ます性質があるため、イライラや興奮、のぼせ、ほてりなどの解消に役立ちます。

五性 寒　**帰経** 肝・脾・腎
体質 気滞・血虚・陰虚

7章　こころ

気虚　血虚　陰虚　痰湿

夏バテで食欲のない時にもおすすめ

ゴーヤーと豚肉の卵とじ

15分

材　料（2人分）

ゴーヤー…1/2本
豚肉（薄切り）…100g
卵…１個
ごま油…適量

A
- 酒・しょうゆ・みりん・オイスターソース…各大さじ1/2
- 鶏がらスープの素…小さじ1/2

作り方

1 ゴーヤーは縦半分に切ってわたを取り薄切りにします。豚肉は3cmの長さに切ります。

2 フライパンにごま油を引き、ゴーヤーと豚肉を炒め、Aを混ぜ合わせたものを入れて軽く炒めます。

3 **2**に溶き卵を回し入れ、周りが固まってきたら軽く混ぜます。

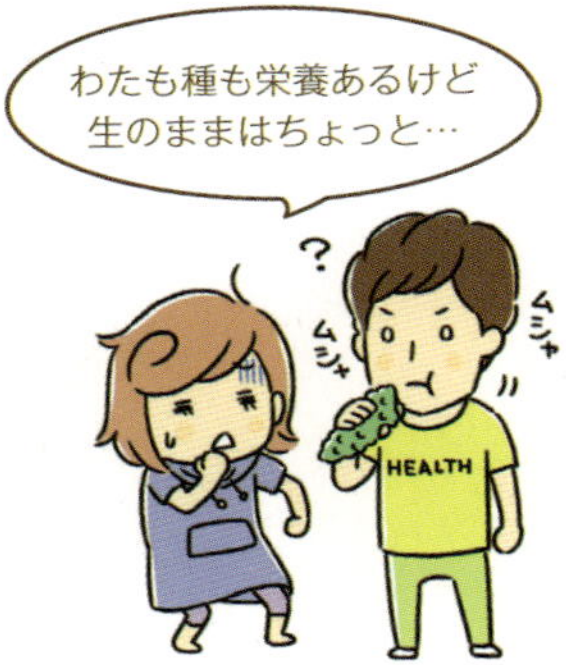
わたも種も栄養あるけど
生のままはちょっと…
?
ムシャ
ムシャ
HEALTH

食べ合わせ
ゴーヤー＋豚肉
豚肉にも精神を安定させるビタミンB_1が豊富に含まれています。

気滞　瘀血　痰湿

ストレスによる不調を和らげる

三つ葉の簡単ナムル

5分

材　料（2人分）

三つ葉…２束
韓国のり…３枚
ごま油…適量
塩…少々

作り方

1 三つ葉を１分ほどゆでてから絞り、3cmの長さに切ります。

2 三つ葉が温かいうちに、ごま油と塩、ちぎった韓国のりを加えて和えます。

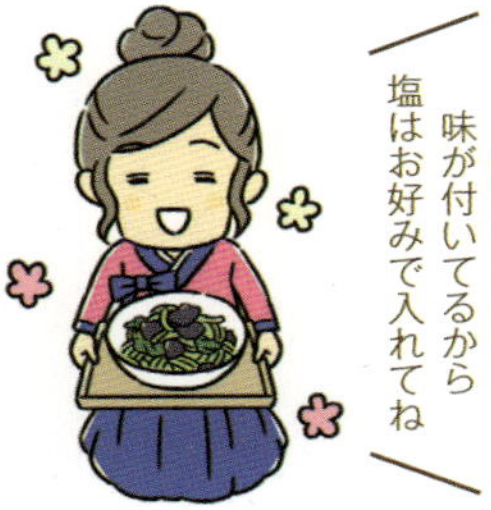
韓国のりには
味が付いてるから
塩はお好みで入れてね

不眠

レタスはどんな不眠にも効く！

漢方では不眠の原因を2つに分けています。

ストレスからくる不眠は精神が不安定になり、体に熱がこもることが原因。熱を冷ます食材を摂りましょう。血が足りないことによる不眠は、手術や出産、病気、偏食などで血が不足して精神が不安定になっていることが原因です。血を補う食材を。

レタスはどちらの原因にもおすすめの食材です。

春菊

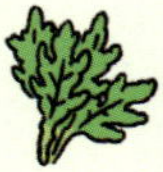

怒りや不安などをしずめ、ストレスで過剰になっている肝の働きを穏やかにし、胃の不調を改善します。ゆでるとビタミンAやカロテンなどの栄養素が増えます。

五性　平　帰経　肝・心・脾
体質　気滞・瘀血・痰湿

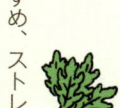

チーズ

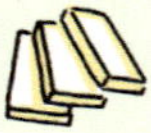

感情を落ち着かせるセロトニンと、睡眠ホルモンと言われるメラトニンをつくるトリプトファンを豊富に含んでいます。不眠の改善には、朝よりも夜に食べた方が効果的です。

五性　平　帰経　肝・脾・肺
体質　気虚・血虚・陰虚

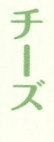

ジャスミン

香り成分にリラックス効果や神経のバランスを整える効果があるので、寝室のフレグランスとして使うのがおすすめ。ジャスミンティーは頭が冴えて眠れなくなるので注意。

五性　温　帰経　肝・脾
体質　気滞

りんご

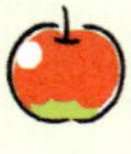

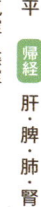

体の熱を冷ますため、ストレスによるイライラやのぼせ、興奮などに効果的。香りには不安を和らげて眠りに誘う作用があるとされます。枕元に置いてもよいでしょう。

五性　平　帰経　肝・脾・肺・腎
体質　気虚・陰虚

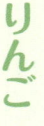

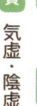

気虚 気滞 血虚 瘀血 陰虚 痰湿

ダブルの効果で眠りに導く

春菊とチーズのグラタン

20分

材　料（2人分）
春菊…１袋
鶏むね肉…１枚
にんにく…１片
ミックスチーズ…適量
オリーブオイル…大さじ１
黒こしょう…少々

作り方
1 春菊を４cm程の長さに切ります。鶏むね肉は一口大の薄切り、にんにくは薄切りにします。
2 フライパンにオリーブオイルを入れ、にんにく→鶏むね肉→春菊の順に加えて炒めます。
3 2を耐熱皿に入れてチーズをのせ、オーブントースターで５分程焼きます。焼き上がったら黒こしょうをふりかけます。

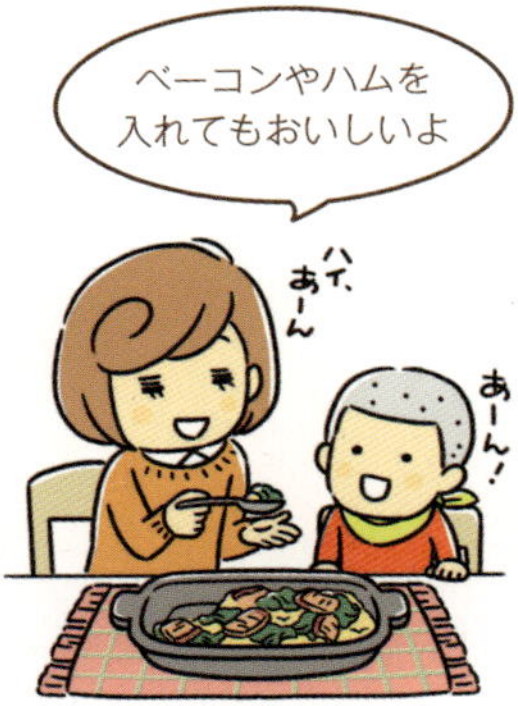
ベーコンやハムを
入れてもおいしいよ
ハイ、あーん
あーん！

気虚 瘀血 陰虚

アイスやパンケーキにのせてもおいしい！

りんごのはちみつ煮

20分

材　料（2人分）
りんご…２個
バター…40g
はちみつ…大さじ４
シナモンパウダー…少々

作り方
1 りんごの皮を剥き、一口大に切ります。
2 フライパンにりんご、バター、はちみつを入れて軽く揺すりながら煮詰めます。
3 2を器に盛り、シナモンパウダーをふりかけます。

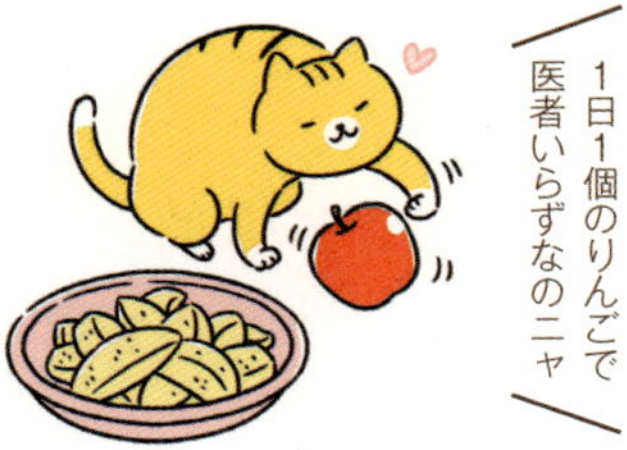
1日1個のりんごで
医者いらずなのニャ

不安

肝が弱ると精神が不安定になりやすい

血の不足や血流の悪さから気の巡りを調節する肝の働きが落ちると、精神が不安定に。肝を養う食材を摂って穏やかな気持ちを取り戻しましょう。酸味にも肝を整える作用があるので、すぐに不安を解消したいならレモンなどの柑橘類がおすすめ。自分の好きな香りをかぐのもおすすめです。

しそ

体を温め、気の流れを良くするので、ストレスによる不調、神経症状、不眠などの改善に使われます。強い抗菌・防腐作用があり、しそで食べ物を包むと腐りにくくなります。

五性 温　**帰経** 脾・肺

体質 気滞・痰湿

セロリ

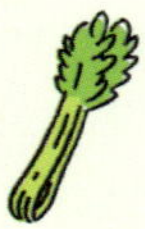

独特な香り成分が神経をリラックスさせます。不安やイライラ、緊張感を和らげ、自律神経の乱れを整える効果も。抗ストレス作用のあるビタミンCも豊富です。

五性 涼　**帰経** 肝・肺・腎

体質 気滞・陰虚・痰湿

ミント

スーッとする香りには、不安などの神経症状をしずめる、血管を広げる、喉の炎症を改善するなどの効果があります。お茶にしたり、お風呂に入れてリラックスしましょう。

五性 涼　**帰経** 肝・肺

体質 気滞

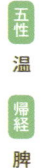

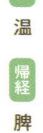

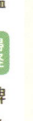

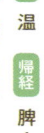

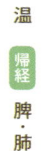

グレープフルーツ

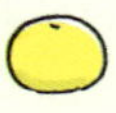

さわやかな香りが不安な心を元気づけ、リフレッシュさせます。香りをかぐだけで体の脂肪が燃えやすくなるという説も。実には、気を補い、巡りを良くする作用があります。

五性 寒　**帰経** 肝・脾・肺

体質 気滞・瘀血

気虚　気滞　血虚　瘀血　陰虚　痰湿

気の巡りを活発にして心も元気に

しそ味噌おにぎり

15分

材　料

しそ…20枚
しょうが…1片
おにぎり…適量
かつお節…1パック
ごま油…小さじ2
A［味噌…100g
　 みりん…大さじ1
　 砂糖…大さじ1/2

作り方

1 しそと皮付きのしょうがをみじん切りにします。

2 小鍋にごま油を引いてしょうがを炒め、Aを混ぜ合わせたものを加え、しそを入れて混ぜます。

3 **2**を焦げないように5分程煮詰め、かつお節を入れて混ぜます。おにぎりに塗ったらできあがり。

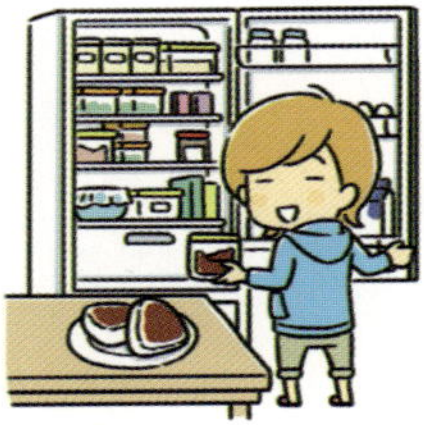

日持ちするからつくっておくと便利

気虚　気滞　瘀血

ダイエット効果も期待できる

グレープフルーツとえびのサラダ

20分

材　料（4人分）

グレープフルーツ…1個
えび…8尾
水菜…2束
A［にんにく…1片
　 オリーブオイル…大さじ2
　 塩こしょう…少々

作り方

1 えびは殻を剥き、背わたを取ってゆでます。水菜は4cmの長さに切り、にんにくはみじん切りに。グレープフルーツは半分に切り、片方の実を取って食べやすい大きさに分けます。

2 残り半分のグレープフルーツを絞り、果汁にAを混ぜます。

3 器に盛ったえび、グレープフルーツ、水菜に**2**をかけます。

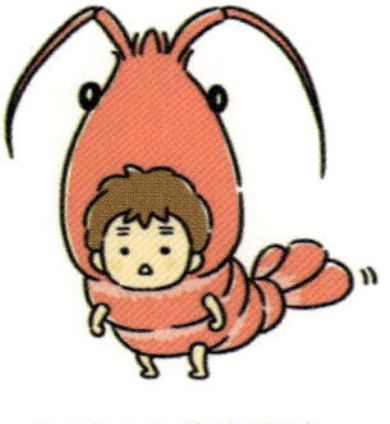

えびにも体を温め、
肝機能を整える作用があるので
不安な時に食べたい食材です

うつ

時には怒りを吐き出すことも必要

ストレスだけでなく、気と血を調節する肝の働きが弱まると、うつになりやすく体にも不調が生じてきます。特に、真面目で神経質、マイナス思考の人は、時には他人に迷惑をかけない方法で怒りを吐き出すことも必要。栄養のある食事と規則正しい生活で心身のバランスを整えましょう。日光浴をするのも効果的です。

金針菜《きんしんさい》

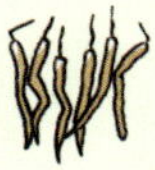

中華料理に使われる「ホンカンゾウ」という花のつぼみです。「忘憂草」とも呼ばれています。血を補う作用があり、抑うつの症状を改善して気分を落ち着かせる効果があります。

五性 涼　**帰経** 肝・脾・腎
体質 気滞・血虚・瘀血・痰湿

レバー

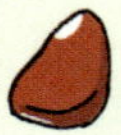

血を補い、肝の働きを良くするので、なんとなく気が滅入る、悲観的になるなどの不安定な精神状態の改善に役立ちます。ドライアイや視力低下など目のトラブルにも効果的。

五性 豚・鶏…温、牛…平
帰経 肝・脾・腎　**体質** 血虚

卵

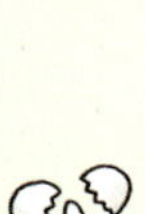

卵はコレステロールを豊富に含みます。コレステロールが不足すると精神を安定させる脳内物質がうまく機能せず、うつになりやすいと言われています。

五性 平　**帰経** 脾・肺
体質 卵黄…血虚・陰虚、卵白…陰虚

コーヒー

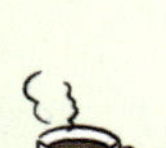

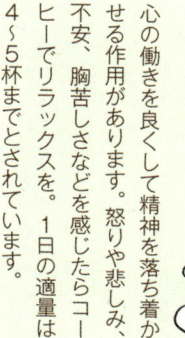

心の働きを良くして精神を落ち着かせる作用があります。怒りや悲しみ、不安、胸苦しさなどを感じたらコーヒーでリラックスを。1日の適量は4～5杯までとされています。

五性 平　**帰経** 心・肺
体質 痰湿

気虚 気滞 血虚 瘀血 陰虚 痰湿

鉄分もたっぷり摂れる薬膳風レシピ

金針菜の黄金おかゆ

20分

材料（2人分）

金針菜（乾燥）…8本
炊いたご飯…茶碗1杯分
水…1ℓ
かぼちゃの実・種…適量
しょうが…5g
鶏がらスープの素・塩…各適量

作り方

1 かぼちゃはわたを取り、薄切りの一口大に。種はそのまま使います。しょうがはみじん切りにします。

2 鍋にすべての材料を入れて弱火で煮ます。

3 水分が半分くらいになるまで煮詰めたらできあがり。

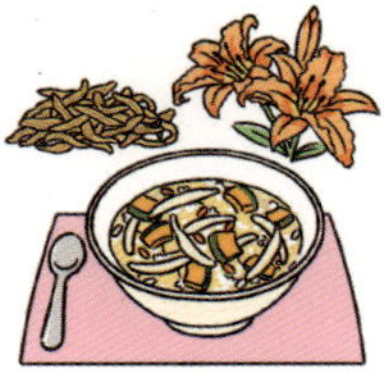

金針菜の戻し汁にも
栄養が溶け出しているので
スープや煮物に使いましょう

気虚 気滞 血虚 瘀血 陰虚 痰湿

納豆やのりのビタミンがうつを遠ざける

和風スパニッシュオムレツ

15分

材料（2人分）

卵…4個
納豆…2パック
ほうれん草…1/2束
のり…1帖
オリーブオイル…適量

A
- プロセスチーズ…30g
- 生クリーム…大さじ3
- 塩…小さじ1/2
- こしょう…少々

作り方

1 ほうれん草はゆでて水気を絞り、2cmの長さに切ります。プロセスチーズはサイコロ状に切ります。

2 フライパンにオリーブオイルを引き、ほうれん草と納豆を入れて軽く炒めます。

3 2にAと細かくしたのりを加えて混ぜ、火を止めます。溶き卵を入れ、ふたをして弱火で両面を蒸し焼きにします。

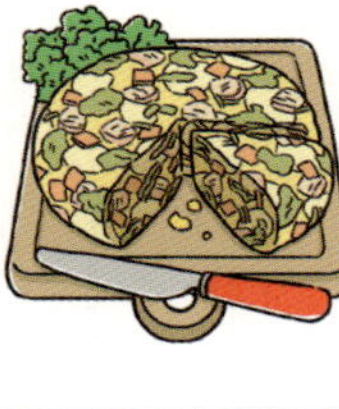

好きな具を入れて
お好み焼きのように丸く焼いて

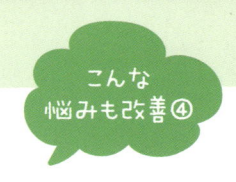

あざ

激しく打ち付けるなどしてできるあざ（打ち身）。知らないうちにできていることも…。通常、時間が経てば自然に消えますが、なかなか消えない時は、血の巡りが悪いのかもしれません。

めまいや肩こりがあり、顔はほてっているのに足は冷えているといった場合は、「瘀血」の状態であることが考えられ、あざができやすい状態です。血をサラサラにし、血行を良くすることで改善が見込めます。

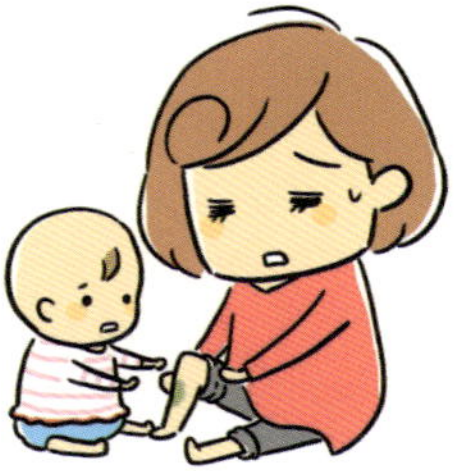

青魚で血液サラサラ！

さばとズッキーニのチーズグラタン

15分

材　料（2人分）

さばの水煮缶…１缶
ミックスチーズ…80g
ズッキーニ…１本
パプリカ…２個
ミニトマト…６個
長ねぎ…１本
しょうが（すりおろし）…大さじ１

作り方

1 ズッキーニ、パプリカは食べやすい大きさに、ミニトマトは半分に、長ねぎはみじん切りにします。

2 鍋にさば缶（汁ごと）、**1**、しょうがを入れ、中火で１分ほど煮た後、耐熱皿に移します。

3 溶けるチーズをまんべんなく散らし、オーブントースターで焼き色が付くまで焼きます。

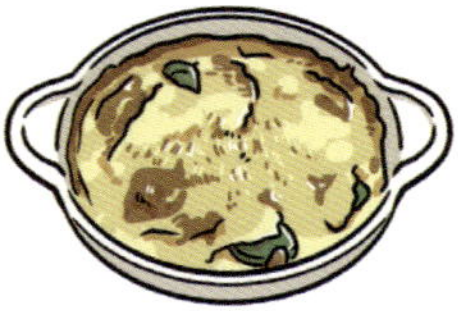

血の巡りを良くするさばに
水分の代謝を促すズッキーニ。
体内で滞っている老廃物を
排出してくれます

さば　五性 温　帰経 脾・胃　体質 気虚・気滞・血虚・瘀血

第8章

女性の悩み

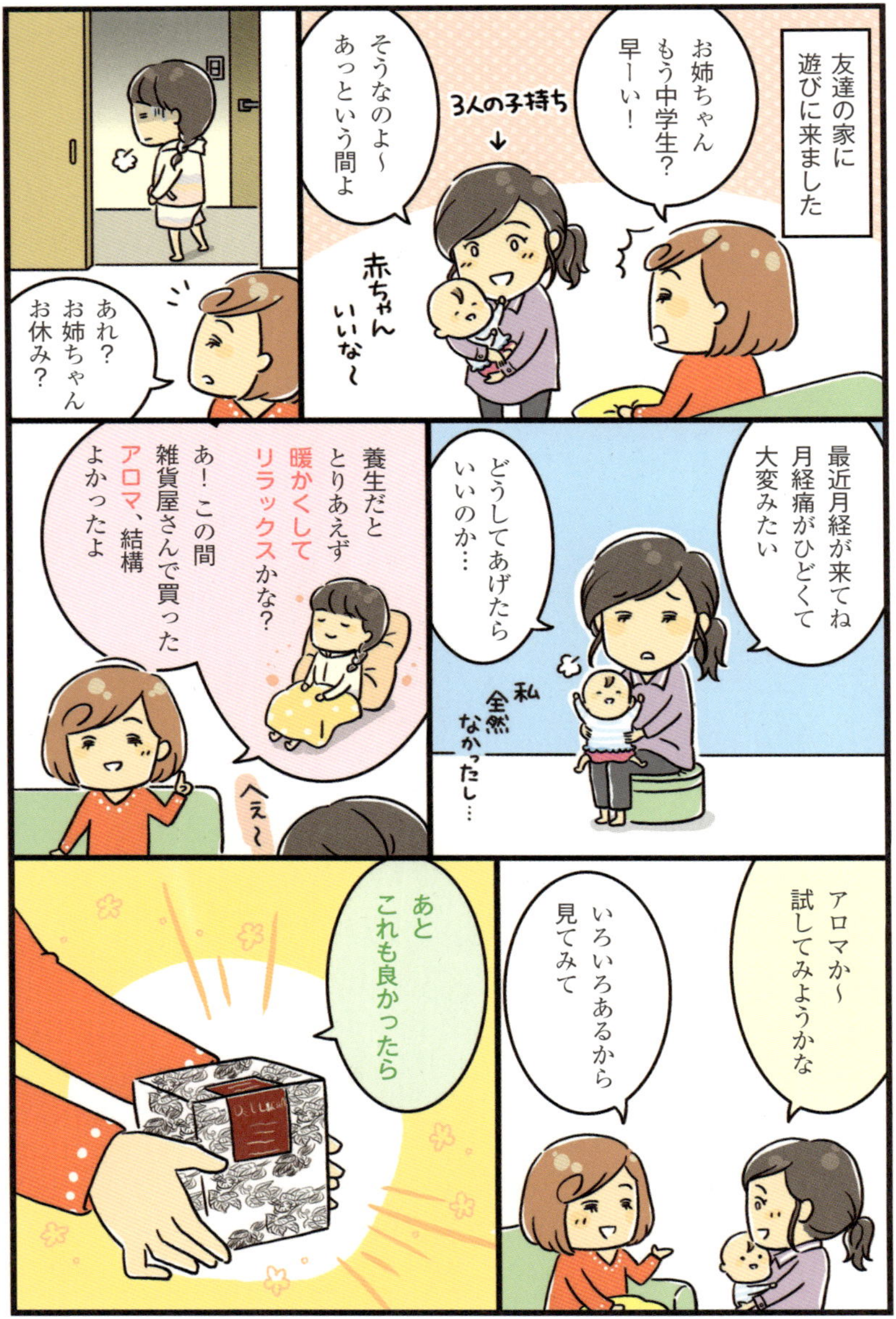
友達の家に遊びに来ました
お姉ちゃんもう中学生？早ーい！
3人の子持ち
そうなのよ～あっという間よ
赤ちゃんいいな～
あれ？お姉ちゃんお休み？
最近月経が来てね月経痛がひどくて大変みたい
どうしてあげたらいいのか…
私全然なかったし…
養生だととりあえず暖かくしてリラックスかな？あ！この間雑貨屋さんで買ったアロマ、結構よかったよ
へぇ～
アロマか～試してみようかな
いろいろあるから見てみて
あと これも良かったら

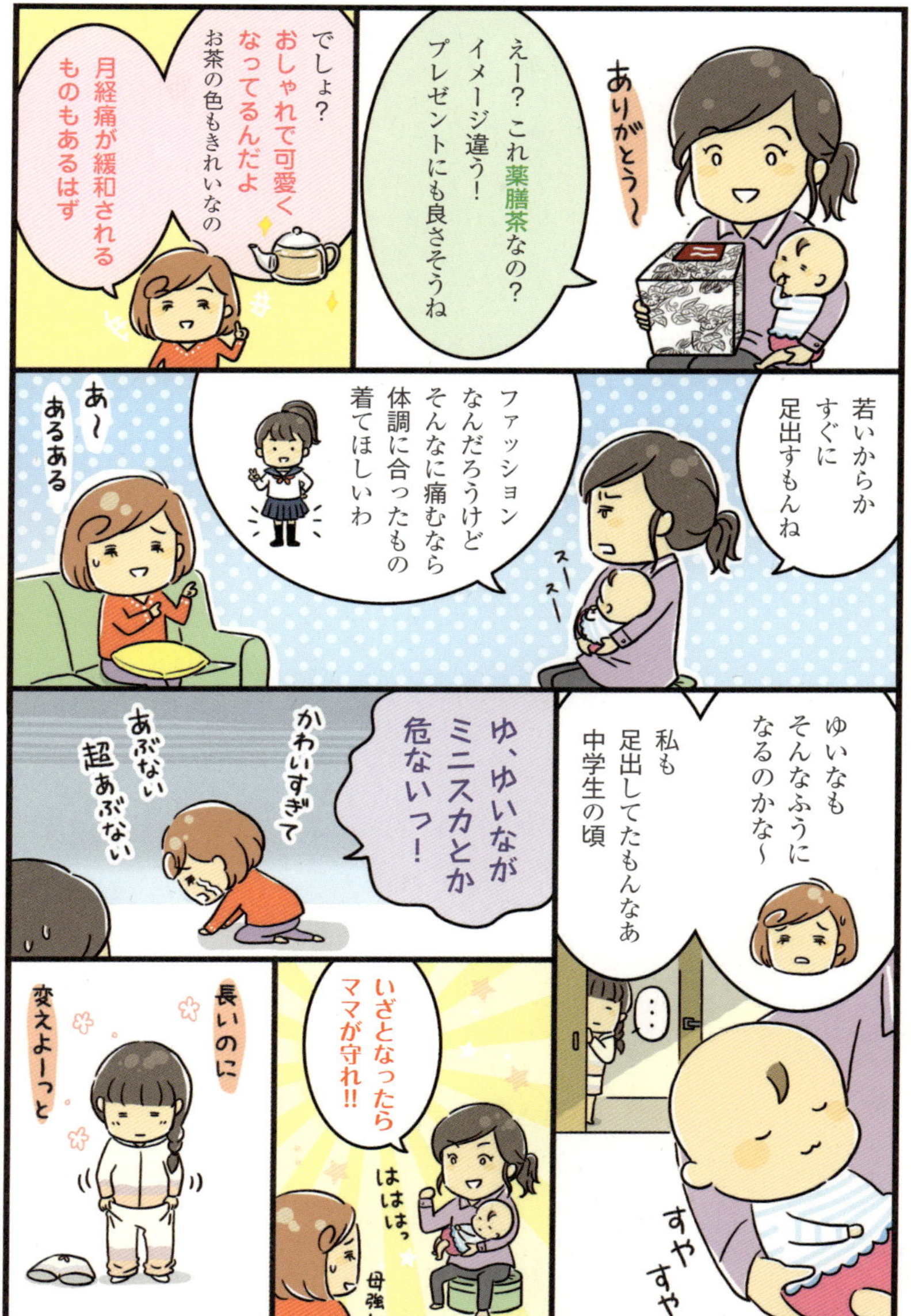
ありがとう〜
えー？これ薬膳茶なの？
イメージ違う！
プレゼントにも良さそうね
でしょ？
おしゃれで可愛くなってるんだよ
お茶の色もきれいなの
月経痛が緩和されるものもあるはず
若いからか
すぐに
足出すもんね
ファッションなんだろうけど
そんなに痛むなら
体調に合ったもの
着てほしいわ
スー
スー
あ〜
あるある
ゆいなも
そんなふうに
なるのかな〜
私も
足出してたもんなあ
中学生の頃
…
すや
すや
ゆ、ゆいなが
ミニスカとか
危ないっ！
かわいすぎて
あぶない
超あぶない
いざとなったら
ママが守れ!!
はははっ
母強し
長いのに
変えよーっと

月経痛

対策の基本は体を温めること

月経痛の原因はホルモンバランスが乱れて血液の流れが悪くなり、体が冷えること。漢方では瘀血（ドロドロ血）による強い痛みと、貧血などによる鈍い痛みに分けて考えます。足踏みをする、体を冷やさない服装をするなど、体を温める工夫をしましょう。適度な運動と血を巡らせる栄養豊富な食事、十分な休息で予防しましょう。

みょうが

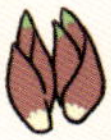

体を温めるので、冷えによる月経痛や腰痛、腹痛を改善します。サラダなど冷たいものを食べる時は薬味としてたっぷり使いましょう。根を煮出して飲むのも効果的。

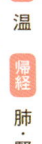

五性 温　帰経 肺・腎

体質 瘀血・痰湿

らっきょう

辛み成分のアリシンが血液をサラサラにするので、瘀血タイプの月経痛に効果的。また、特におなかを温める作用があるため、冷えによる月経痛の予防にも適しています。

五性 温　帰経 心・脾・肺

体質 気滞・瘀血

牡蠣

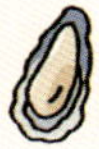

豊富な鉄分やヨードが血を補うため、貧血タイプの月経痛におすすめ。「海のミルク」とも言われる滋養食材で、肌をきれいにする効果も。体を冷やさないよう、加熱して食べて。

五性 平　帰経 肝・心・腎

体質 気虚・気滞・血虚・瘀血・陰虚

桃

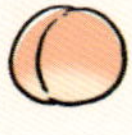

気と血を補うと共に、血の巡りを良くする作用があるので、月経痛や肌トラブルの改善に効果があります。種は生薬として、女性ホルモンにかかわる症状によく使われます。

五性 温　帰経 肝・肺

体質 気虚・血虚

気虚 気滞 血虚 瘀血 陰虚 痰湿

牡蠣の旨みがしみた豆腐もおいしい！

牡蠣すき焼き

15分

材料（2人分）

- 牡蠣（むき身）…10個
- 豆腐…1丁
- 白ねぎ…1本
- 春菊…1束
- A
  - しょうゆ…大さじ3
  - 酒・砂糖…各大さじ2

作り方

1 牡蠣を洗って水気を切ります。豆腐、白ねぎ、春菊は食べやすい大きさに切ります。

2 鍋にAと豆腐を入れて煮ます。煮立ったら、牡蠣と春菊、白ねぎを入れて軽く煮ます。

3 牡蠣がぷっくりしたらできあがり。

牡蠣は大根おろしを混ぜて洗うときれいになるわよ

気虚 血虚 陰虚

血の巡りを良くしてくれる、ほんのり甘いスイーツ

桃のヘルシークラフティ

40分

材料（直径18cmの型1個分）

- 桃…1/2個
- 薄力粉…大さじ1
- 牛乳…100mℓ
- 卵…1個
- 砂糖…大さじ2
- バニラエッセンス…少々

作り方

1 桃は皮を剥き、一口大に切ります。

2 ボウルに薄力粉をふるい入れ、牛乳を少しずつ加えて混ぜます。混ざったら溶き卵と砂糖、バニラエッセンスを加えて混ぜます。

3 型に桃を並べ、**2**を流し入れて170度のオーブンで30分くらい焼きます。

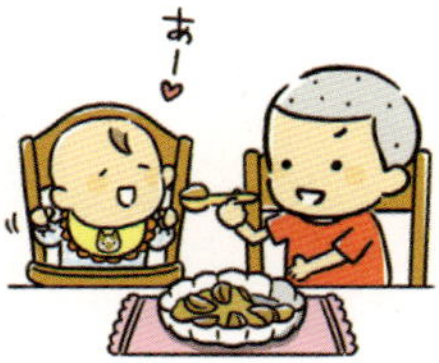
あー

食べ合わせ　桃＋卵　桃と卵が血を補い、桃がその血を体全体に届けます。

PMS（月経前症候群）

血と気を養って
月経前の不快感を改善

PMSとは、月経が近付くと起こるイライラや憂うつ感、乳房の張り、頭痛、便秘などの不調のこと。漢方では肝の機能低下が関係すると考え、血や気を養うもの、気を巡らせるものを摂るようにすすめます。呼吸を感じながら散歩する、良い香りのお茶でリラックスするのも効果的です。食べ過ぎ、夜ふかしやスマホの見過ぎはやめましょう。

春菊

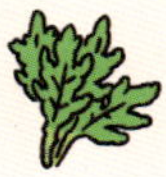

脾や胃に悪影響を及ぼす過剰な肝の働きを穏やかにします。香り成分には、自律神経に働きかけ、胃腸を整える作用が。ゆでた方が栄養が摂れます。

五性 平　**帰経** 肝・心・脾
体質 気滞・瘀血・痰湿

ピーマン

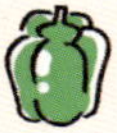

ビタミンCが豊富。毛細血管を丈夫にして血液の流れを良くし、コレステロールを減らす働きがあります。気と血の巡りを良くするので、過剰になった肝の働きをしずめる効果も。

五性 平　**帰経** 肝・心・脾・腎
体質 気滞・瘀血

にら

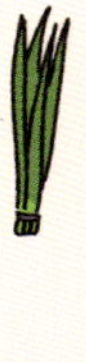

熱を補い、冷えて低下した五臓の働きを高めます。血の巡りを活発にするので、月経関係のトラブル改善にも効果的。におい成分には、自律神経を刺激して代謝を高める効果も。

五性 温　**帰経** 肝・脾・腎
体質 気虚・気滞・瘀血

ローズティー

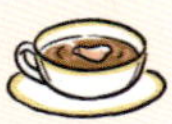

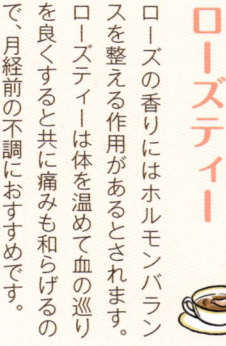

ローズの香りにはホルモンバランスを整える作用があるとされます。ローズティーは体を温めて血の巡りを良くすると共に痛みも和らげるので、月経前の不調におすすめです。

五性 温　**帰経** 肝・脾
体質 気滞・瘀血

気虚　気滞　血虚　瘀血　痰湿

豚肉を加えて血を補う効果をUP

春菊と豚じゃがのカレーソテー

15分

材料（2人分）

- 春菊…1/2袋
- じゃがいも…1個
- 豚肉…100g
- カレー粉…小さじ1
- オリーブオイル・塩こしょう…各適量

作り方

1 じゃがいもは皮を剥いてサイコロ状に切り、電子レンジ（600W）で5分温めます。春菊と豚肉は一口大に切ります。

2 フライパンにオリーブオイルを引き、豚肉→じゃがいも→春菊の順に炒めます。

3 **2**にカレー粉をふってよく混ぜ、塩こしょうで味を調えます。

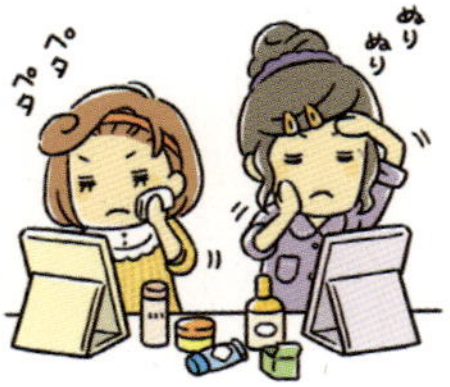

春菊はビタミンC・Eがたっぷり。しみにも効くよ！

気虚　気滞　血虚　瘀血　陰虚

大豆がホルモンバランスを整える

ピーマンと豆腐のうま煮

15分

材料（2人分）

- ピーマン…2個
- 豆腐…1/2丁
- にんじん…1/2本
- ごま油・片栗粉・水…適量
- A
  - 水…130mℓ
  - しょうゆ…大さじ2
  - 酒・砂糖…各大さじ1
  - 鶏がらスープの素…小さじ2
  - 塩…少々

作り方

1 ピーマン、豆腐は3cm角に、にんじんはいちょう切りにします。

2 鍋にごま油を熱し、**1**を軽く炒めます。

3 **2**にAを混ぜたものを加えて煮込み、水溶き片栗粉でとろみを付けます。最後にごま油を回しかけます。

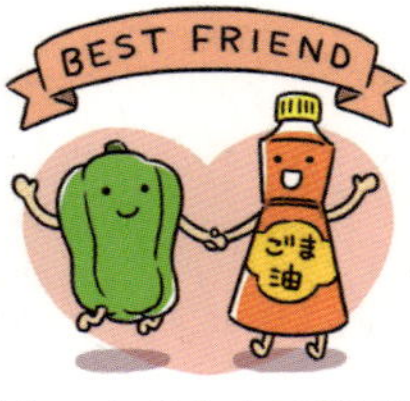

ピーマンのβ-カロテンは油と一緒に摂ると体に吸収されやすくなります

月経不順

たかが月経不順と思わず体質改善を

月経の周期は通常30日前後です。これより長い・短い、または経血の量が多過ぎる・少な過ぎる場合は月経不順の可能性があります。病気以外の原因は、ストレスや疲れ、過激なダイエット、生活リズムの乱れなど。放っておくと不妊症につながることもあるので、内臓に良い食材を摂ると共に、悪い生活習慣を改め、体質改善を図りましょう。

玉ねぎ

漢方では、月経不順は血や気の状態と関係すると考えます。気の不足から血を体内に十分な時間留めておけず月経周期が短い人、血の巡りが悪く月経周期が長い人に向いています。

五性 温　帰経 脾・肺

体質 気滞・瘀血・痰湿

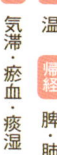

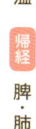

うなぎ

古くから夏バテ予防に食べられており、気と血の両方を補う強い作用があります。体力不足の解消に最適です。蒲焼きに山椒を添えると胃もたれを予防できます。

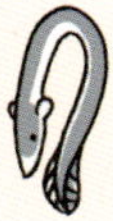

五性 平　帰経 肝・腎

体質 気虚・血虚・瘀血・陰虚

ナツメ

栄養価が高く、血を補う作用があり、心と体の両方に働きかける食材です。婦人科系のトラブルや精神の不安定などの改善に効果的。胃腸の働きを良くし、筋肉痛も和らげます。

五性 平　帰経 心・脾

体質 気虚・血虚

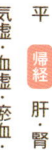

クコの実

中国では古くから老化防止の妙薬とされてきた食材で、不足した津液を補い、肝と腎の働きを良くします。滋養強壮作用が高く、婦人科系や目のトラブルの改善などに効果的。

五性 平　帰経 肝・肺・腎

体質 血虚

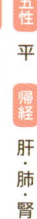

気虚 気滞 血虚 瘀血 陰虚 痰湿

体も心も元気にする最強コンビ

うな玉卵とじ

15分

材　料（2人分）
うなぎの蒲焼き（たれ付き）…２人前
玉ねぎ…１個
卵…２個
水…200㎖
酒…大さじ４
青ねぎ・山椒…各適宜

作り方
1 うなぎの蒲焼きは４～５cmに、玉ねぎは薄切りに切ります。

2 鍋に、水、うなぎのたれ、酒を入れて混ぜ、うなぎと玉ねぎを入れて火にかけます。

3 玉ねぎに軽く火が通ったら溶き卵を回し入れます。卵が固まりかけたら器に盛り、お好みで刻んだ青ねぎと山椒をかけます。

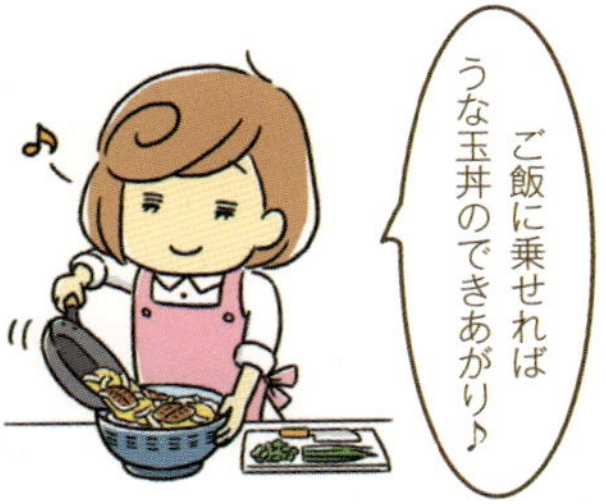
ご飯に乗せれば
うな玉丼のできあがり♪

気虚 気滞 血虚 瘀血 陰虚 痰湿

かぼちゃが体力・気力不足を解消

ナツメとクコの実の薬膳ご飯

（水につける時間は除く）60分

材　料（3合分）
ナツメ（乾燥）…10粒
クコの実（乾燥）…30粒
かぼちゃ…150g
米…３合
塩…少々
黒ごま…適量

作り方
1 ナツメとクコの実を水洗いし、10分程水につけます。かぼちゃはわたを取り、皮付きのままサイコロ状に切ります。

2 米と水気を切ったナツメ、クコの実、かぼちゃの実と種、塩を入れ、炊飯器で炊きます。

3 炊き上がったらナツメの種を取り、軽く混ぜ、黒ごまをふりかけます。

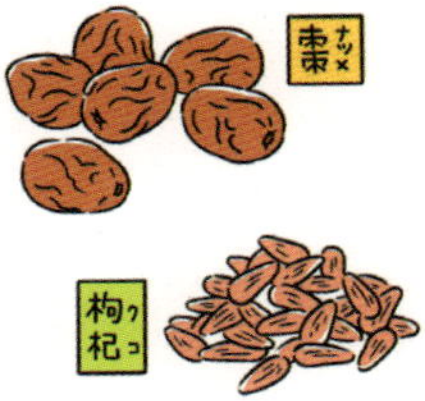
棗《ナツメ》
枸《ク》杞《コ》

薬膳ではスープや煮込みによく使われます

不正出血

気や血の不足、余分な熱が原因になることも

不正出血とは月経時以外の出血のこと。鮮血から茶色っぽいおりものまで、その状態や量、期間はさまざまです。気の不足や体内にこもった熱が原因となりやすく、気や血を補う食材を摂り、脾や胃の働きを良くすることが大切です。長引く場合は、膣炎などの感染症、子宮の病気が隠れていることもあるので病院に行きましょう。

黒砂糖

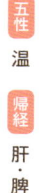

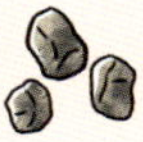

脾と胃を温めて活性化し、気、血、水の巡りを良くします。漢方では子宮をきれいにするとされ、不正出血や月経痛、肩こり、頭痛など、血行不良や冷えからくる不調の改善に効果的。

五性 温　帰経 肝・脾

体質 血虚・瘀血

まぐろ

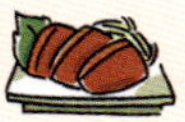

気や血を補って体を温める作用があり、体力回復や老化防止などに効果的。中国では昔から血を治める食材として、婦人科系の病気や冷え性の改善に良いとされています。

五性 温　帰経 肝・脾

体質 気虚・血虚・瘀血

さんざし

赤い実には食物繊維やビタミン、ミネラルなどが豊富。気と血の巡りを活発にするため、不正出血や月経痛、肩こり、しみやくすみなどの肌トラブルにも効果が期待できます。

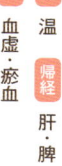

五性 温　帰経 肝・脾

体質 気滞・瘀血

ライチ

脾と胃の働きを高めると共に、血を補う作用があります。漢方では実ではなく種を生薬にして、ストレスからくる生理痛や胃痛などの改善に使います。

五性 温　帰経 肝・脾

体質 気滞・血虚・瘀血・陰虚

気虚　血虚　瘀血

美肌をつくるビタミンB_6がたっぷり！

レンチン・ツナ

10分

材　料（2人分）　まぐろ（刺身）…15切れ　酒…大さじ1　塩こしょう…適量

作り方

1 まぐろの刺し身を耐熱皿に並べ、酒と塩をふります。

2 1に軽くラップをして電子レンジ（600W）で2分程度温めます。

3 粗熱が取れたら、ほぐし、塩こしょうで味を調えます。

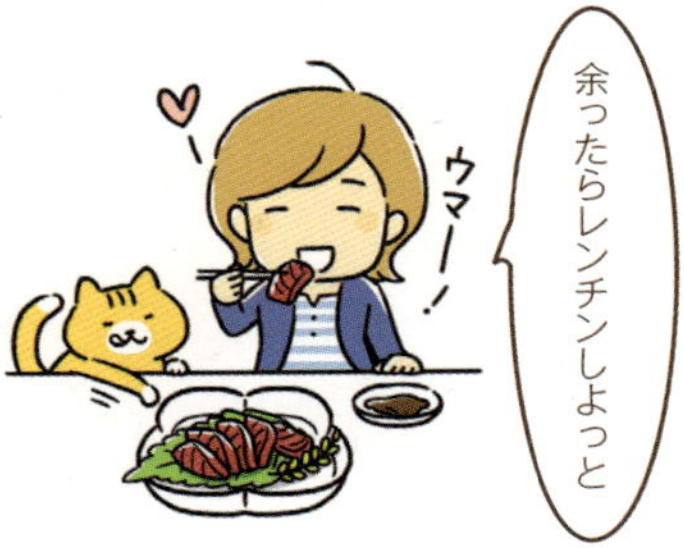

気虚　気滞　血虚　瘀血　陰虚

寒天とライチが血をきれいにする

ライチ紅茶ゼリー

20分

材　料（1人分）

ライチ…15g　紅茶…150㎖　砂糖…8g

レモン…1/4個　粉寒天…1g　クコの実…少々

作り方

1 ライチの皮を剥いて種を取り、大きめに刻みます。レモンは絞って汁を取り、皮は細く刻みます。

2 鍋に紅茶と粉寒天を入れて沸騰させます。粉寒天が溶けたら砂糖、レモン汁、ライチを入れて混ぜます。

3 2をグラスなどに入れて冷蔵庫で冷やします。固まったらレモンの皮とクコの実をのせます。

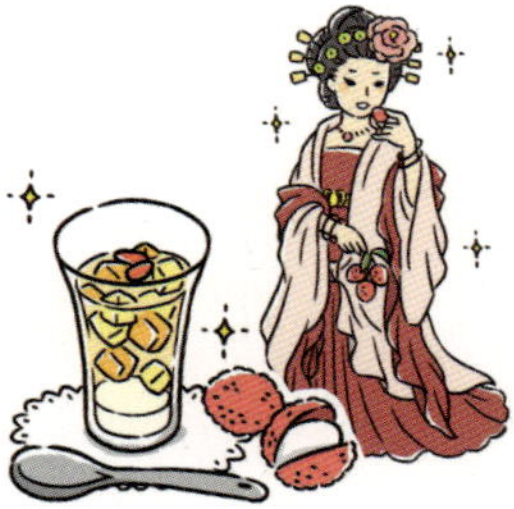

ライチは絶世の美女、楊貴妃が愛したとされるフルーツ。不眠改善や美肌効果も期待できます

季節の養生④

冬

冬は頑張らずに現状維持。秋に蓄えた力で乗り切ります。元気よく芽吹く春のために気力も体力も温存し、寒さから身を守りながら、ほかほか、のんびり過ごしましょう。

冷え性の人には厳しい季節です。首や背中、足が冷えないように防寒しましょう。足湯や湯たんぽ、腹巻きなど、家でも外でも暖かく過ごしてくださいね。

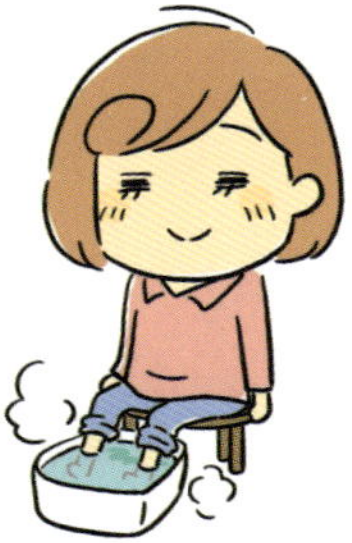

おすすめ養生

日光浴をしよう

中医学には「陰陽学説」というものがあります。太極図（イラスト参照）を見たことはありませんか？　これは、相反するものがバランス良く在ることを意味しています。冬は、この陰と陽を護る季節とされています。

太陽の光は陽気です。1日に30分から1時間ほど日光を浴び、冬を乗り切るエネルギーを蓄えましょう。

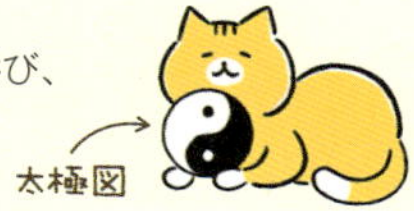

早い時間に寝よう

冬は日が暮れるのが早いですよね。それに合わせて少しだけ早く寝てみませんか？

陽のエネルギーは太陽が出ている昼間に得られますが、陰のエネルギーは夜に養われます。陰のエネルギーとは潤いのことです。しっかり保湿・保温し、ゆっくり寝て、冬でも乾燥知らずのうるうる美肌になりましょう。

しっかり防寒しよう

冬は、寒さが苦手な腎に負担がかかる季節です。成長や生殖を司る腎を守るためにも、防寒に努めましょう。足腰はもちろん、首元や頭も暖かくしてください。

また、ウォーキングなどの軽い運動で腎を支えている足腰を鍛え、血流を促しましょう。体温が上がり、冷えも解消されます。

第9章

産後の悩み

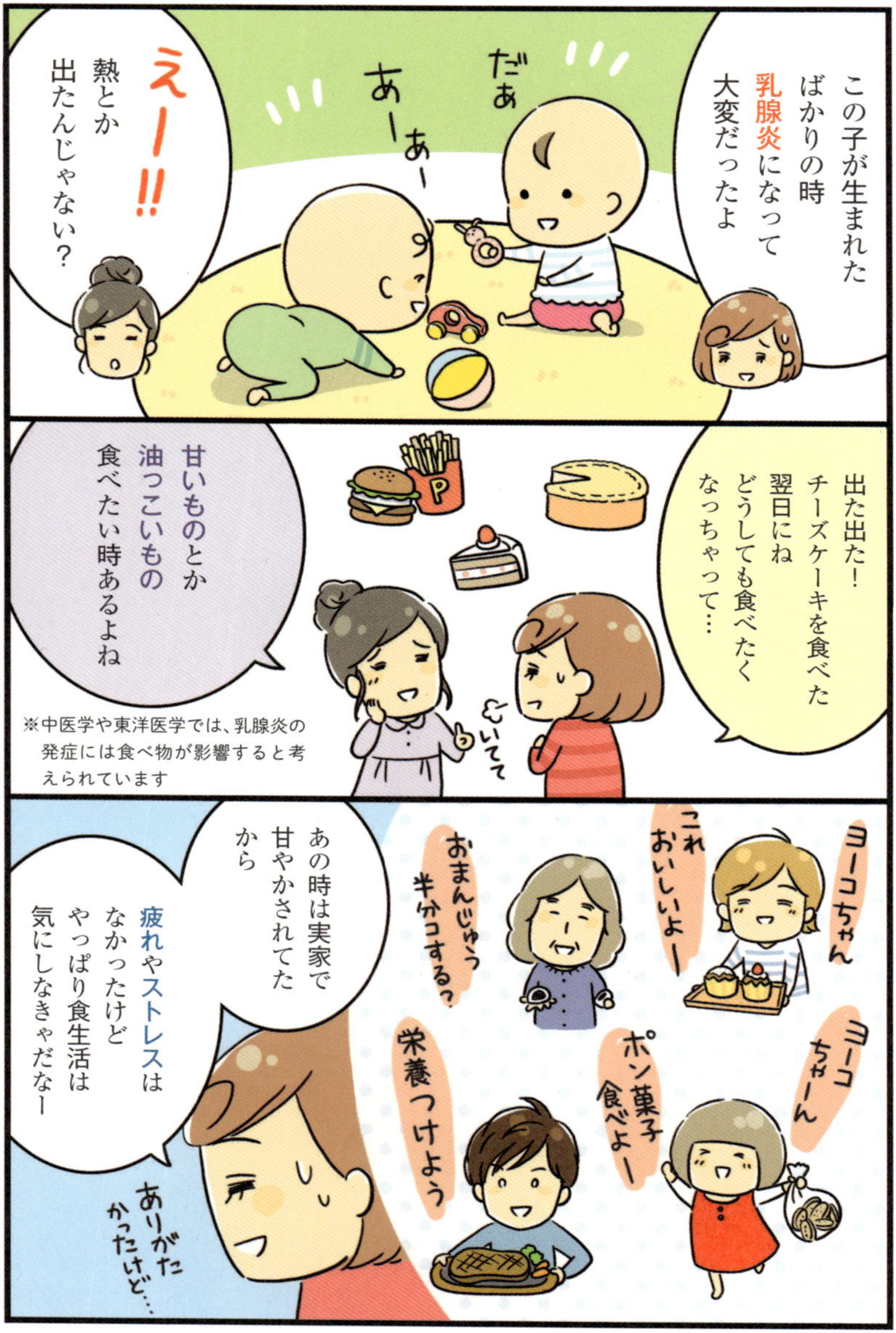

この子が生まれたばかりの時乳腺炎になって大変だったよ
だぁ
あーあー
えー!!
熱とか出たんじゃない?
出た出た! チーズケーキを食べた翌日にね どうしても食べたくなっちゃって…
いてて
甘いものとか油っこいもの食べたい時あるよね
※中医学や東洋医学では、乳腺炎の発症には食べ物が影響すると考えられています
ヨーコちゃん
これおいしいよー
おまんじゅう半分こする?
ヨーコちゃーん
ポン菓子食べよー
栄養つけよう
あの時は実家で甘やかされてたから
疲れやストレスはなかったけどやっぱり食生活は気にしなきゃだなー
ありがたかったけど…

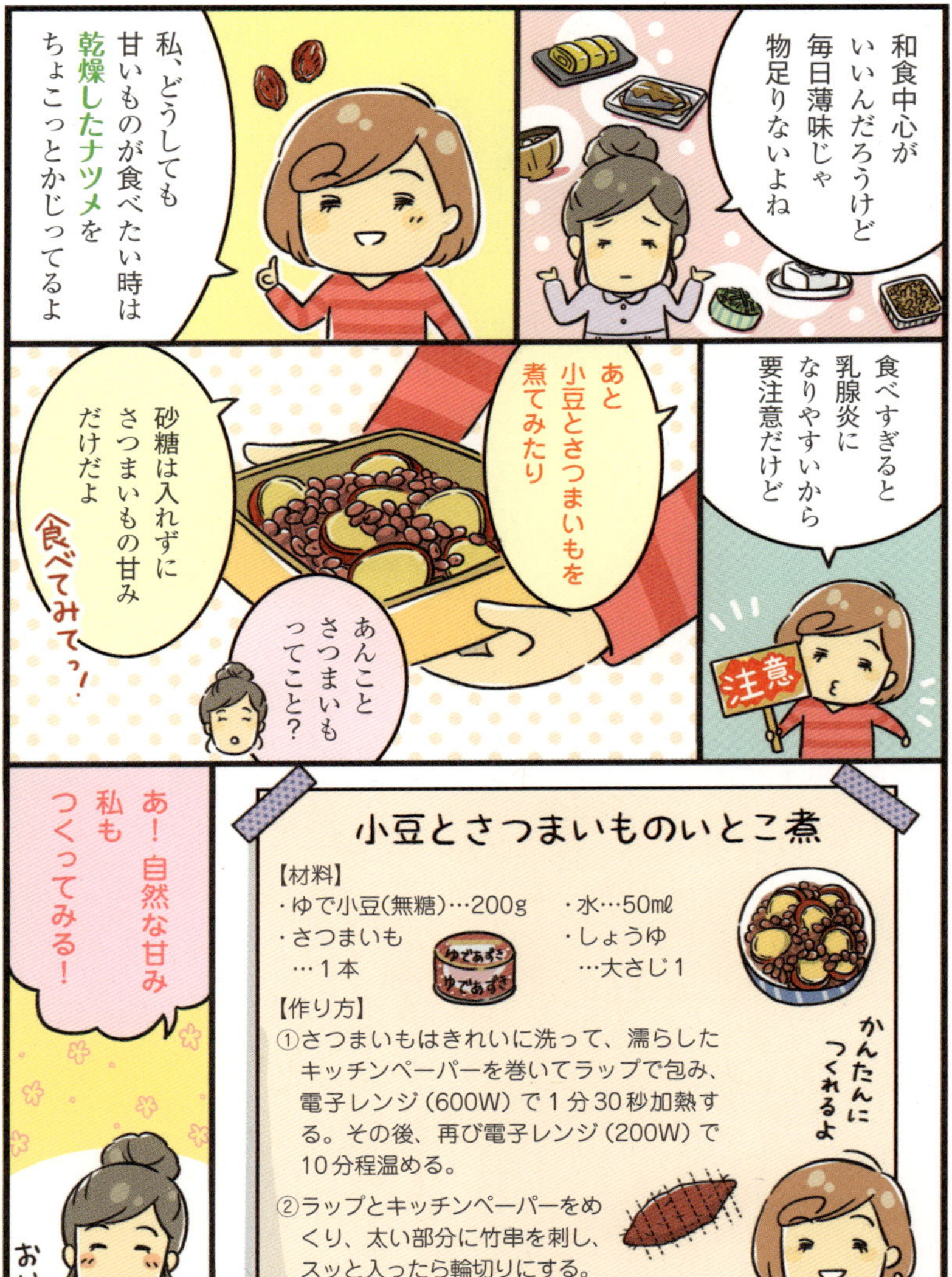
和食中心がいいんだろうけど毎日薄味じゃ物足りないよね
私、どうしても甘いものが食べたい時は乾燥したナツメをちょこっとかじってるよ
食べすぎると乳腺炎になりやすいから要注意だけど
注意
あと小豆とさつまいもを煮てみたり
砂糖は入れずにさつまいもの甘みだけだよ
食べてみてっ!
あんことさつまいもってこと?
小豆とさつまいものいとこ煮
【材料】
・ゆで小豆(無糖)…200g
・さつまいも…1本
・水…50ml
・しょうゆ…大さじ1
ゆであずき
【作り方】
①さつまいもはきれいに洗って、濡らしたキッチンペーパーを巻いてラップで包み、電子レンジ(600W)で1分30秒加熱する。その後、再び電子レンジ(200W)で10分程温める。
②ラップとキッチンペーパーをめくり、太い部分に竹串を刺し、スッと入ったら輪切りにする。
③鍋に、ゆで小豆とさつまいも、水、しょうゆを入れて、弱火で5分程煮る。
かんたんにつくれるよ
あ! 自然な甘み 私もつくってみる!
おいし~

心身の疲れ

十分に休養して脾をいたわろう

出産は心身共に負担がかかる大仕事。産後は十分に休み、心も体もケアしましょう。疲れやだるさは気や血の不足が関係しています。それらを生み出す脾の働きを高め、ストレッチや深呼吸で気の巡りを回復させることも大切。ホルモンや生殖と関連する腎も出産で疲れているので、適度に水分を摂りつつ余分な水分を排出する食材を。

もち米

胃腸の働きを良くして気を補う作用があるので、体力や気力が消耗した産後におすすめ。体を温める作用もあります。もち米でできた餅や白玉粉にも同様の効果が。

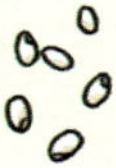

五性 温　**帰経** 脾・肺

体質 気虚・気滞・陰虚

せり

体にたまった熱を取り、余分な水分を排出するので、手足のだるさやイライラ、ほてり、頭痛などの改善に役立ちます。中国では生活習慣病の予防にも使われます。

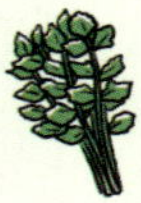

五性 涼　**帰経** 肺

体質 気虚・気滞・瘀血

金針菜

鉄分が豊富で造血・止血作用があり、疲労回復におすすめ。利尿作用もあり、むくみやだるさの改善にも効果的です。生では毒性があるので、必ず加熱して食べましょう。

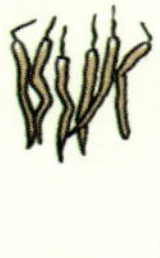

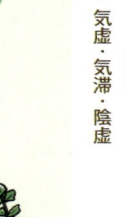

五性 涼　**帰経** 肝・脾・腎

体質 気滞・血虚・瘀血・痰湿

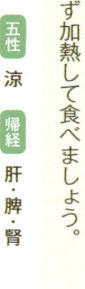

だるさの原因は体にたまった水かも

脾や胃が弱ると、水分がうまく吸収、運搬されずたまってしまい、体が重く感じることがあります。そんな時は、水分代謝を高める食材を。体が軽くなれば心も自然に元気を取り戻します。

気虚 気滞 血虚 瘀血 陰虚 痰湿

体力・気力を補う鶏肉を具材に

蒸さない鶏おこわ

60分

材　料（2人分）

もち米…1.5合
鶏肉…1/2枚
ごぼう…10cm
にんじん…5cm
干ししいたけ…2個
だし汁…250～300mℓ程度
三つ葉…適量
A［酒…大さじ2
　 しょうゆ・みりん・塩…各小さじ2

作り方

1 もち米は水洗いし、水切りをしておきます。鶏肉は一口大に切ります。

2 にんじんは皮のまま4cmの千切りにし、ごぼうは水洗いしてささがきにします。干ししいたけは水につけて戻し、千切りにします。

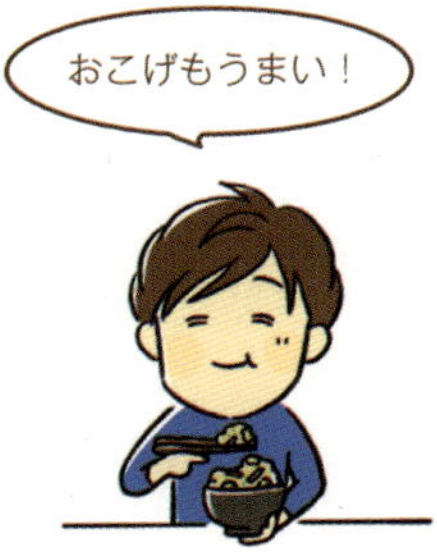

3 炊飯器にもち米と**2**、Aを入れ、炊き込みご飯の目盛りまでだし汁を入れて、炊きます。炊き上がったら、切った三つ葉を加えて軽く混ぜます。

気虚 気滞 血虚 瘀血 陰虚

スタミナ食材でだるさを撃退

せりと長いものポン酢あえ

10分

材　料（2人分）

せり…1束
にんじん…5cm
長いも…10cm
ポン酢しょうゆ…適量

作り方

1 せりを軽くゆでて水気を切り、3cmに切ります。にんじんと長いもは皮を剥いて千切りにします。

2 **1**を混ぜ、ポン酢しょうゆで和えます。お好みでかつお節をかけてできあがり。

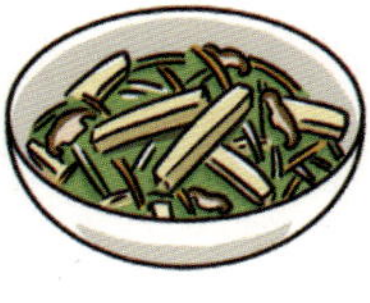

長いもは体力をつけるので
産後におすすめ

乳房の痛み

授乳回数や飲ませ方を工夫してみる

出産によるホルモン分泌の変化やストレスで気・血・水の流れが滞ったり詰まったりすると乳房が痛くなることがあります。授乳中の痛みは、抱き方や吸わせ方を工夫する、頻繁に授乳して母乳を出すなどすると楽になります。食事は和食を中心に栄養バランスの良いものを。痛みがひどい場合は、乳腺炎などの心配もあるので病院へ。

ごぼう茶

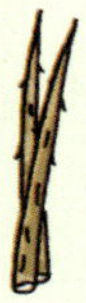

ごぼうを水洗いしてから皮のままささがきにし、天日に干してから、から炒りしてつくります。血行を促進して炎症をしずめる、血の巡りを良くして体を温めるなどの効果があります。

五性 涼　帰経 肝・肺
体質 瘀血・陰虚・痰湿

菊花

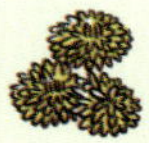

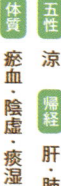

体にこもった余分な熱を取り、炎症を抑える作用があるので、痛みの症状を和らげます。乳房が痛い時は、菊花茶がおすすめです。

五性 涼　帰経 肝・肺
体質 気滞・陰虚

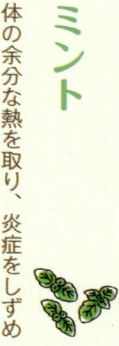

ミント

体の余分な熱を取り、炎症をしずめる作用があります。利尿効果もあり、体にたまった水分を排出します。お茶やサラダに入れるだけでなく、香りをかいで気分を楽にしましょう。

五性 涼　帰経 肝・肺
体質 気滞

母乳がうまく出ないと乳腺炎になりやすい

乳腺炎とは、母乳の通り道である乳腺に炎症が起こることです。授乳回数を増やしたり、乳房をマッサージしたり、冷やしたりすることで予防・改善できる場合もあります。

気滞 瘀血 陰虚

菊の香りと彩りを楽しむ

菊花と小松菜の煮びたし

10分

材 料（2人分）

菊花（生）…30g
小松菜…２束
水…200mℓ
白しょうゆ…大さじ２

作り方

1 小松菜を水洗いして４cmの長さに切ります。

2 菊花は花びらだけを取り、右の方法でゆでます。

3 鍋に水と白しょうゆを煮立て、小松菜を入れます。小松菜に火が通ったら菊花を加えて軽く混ぜます。

菊花のゆで方

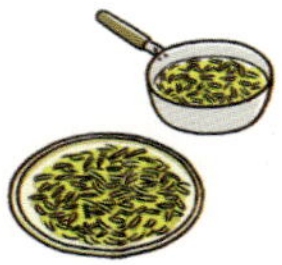

①沸騰したお湯に菊花と酢、塩（各少々）を入れて２分ほどゆでます。

②ざるに入れて冷水で軽くもみ洗いしてから、５分程水にさらします。

③ざるに上げて水切りし、軽く絞ります。

気虚 気滞 血虚 陰虚

食物繊維がたっぷり摂れる

オートミールミントクッキー

30分

材 料（2〜3人分）

ミント（生葉）…20〜30枚
オートミール…100g
卵…１個
薄力粉…50g
オリーブオイル…30mℓ
はちみつ…50g
塩…少々

作り方

1 ボウルに卵、オリーブオイル、はちみつ、塩を入れて混ぜたら、薄力粉を加えてざっくり混ぜます。

2 **1**に細かく刻んだミント、オートミールを入れて混ぜます。

3 オーブンの天板に**2**をスプーンですくって並べ、形を整えます。170度で20分程焼きます。

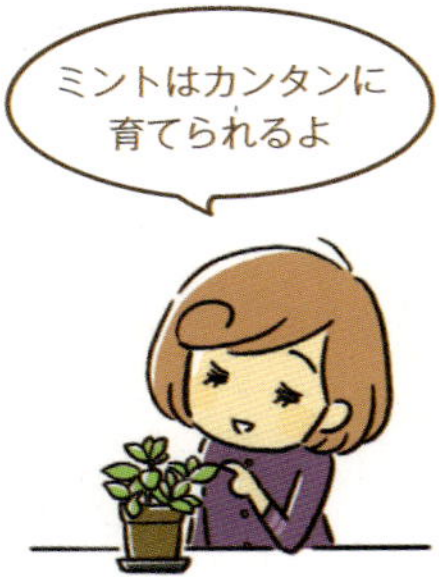

母乳が出にくい

母乳のもとになる血を補う食材を摂る

母乳のもとになるのは血液です。血液が不足すると母乳が出にくくなるばかりか、イライラや不眠など精神的不調も起こりやすくなるので、産後は血を補う食材を摂ることが不可欠です。ただし、レバーのような脂肪分の多いものの摂り過ぎは禁物。甘いものや油っこいものも控えましょう。

ナツメ

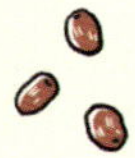

栄養価が高く、血を補う作用があり、漢方薬にも使われます。乾燥したものをおやつ代わりに食べれば手軽に血を補えますが、甘みが加えられたものが多いので、食べ過ぎには注意。

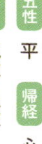

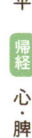

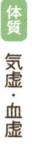

五性 平　**帰経** 心・脾
体質 気虚・血虚

鮭

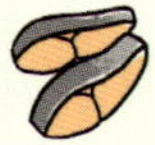

血と気を補い、体を温めて巡りを良くする作用があります。血をつくる良質なタンパク質も豊富。赤い色素のアスタキサンチンには心身の疲れを取る効果もあります。

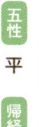

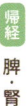

五性 温　**帰経** 脾
体質 気虚・気滞・血虚・瘀血

小豆

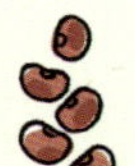

母乳の出を良くするには水分代謝も大事。利尿作用の強い小豆はおすすめの食材です。ただし、あんこやおしるこなどにする時は、砂糖は控えめに。

五性 平　**帰経** 心
体質 血虚・瘀血・痰湿

豚肉

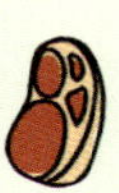

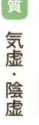

気と潤いを補い、腎の機能を良くします。良質なタンパク質が血液をつくり、豊富なビタミン・ミネラルが体を元気にします。できるだけ赤身の部分を食べましょう。

五性 平　**帰経** 脾・腎
体質 気虚・陰虚

気虚 気滞 血虚 瘀血 陰虚 痰湿

繊維が豊富な根菜を組み合わせて

鮭と根菜のみそポトフ

20分

材料（2人分）

生鮭…2切れ
にんじん…小1本
れんこん…5cm
ごぼう…1/3本
長ねぎ…1/3本

A
酒…大さじ1
みそ…大さじ1
顆粒コンソメ…小さじ1
水…500mℓ

作り方

1 鮭は一口大に切ります。根菜は食べやすい大きさに切ります。

2 鍋に根菜とAを入れ、煮立ったら弱火で10分煮ます。

3 具材がやわらかくなったら鮭を加えて煮ます。

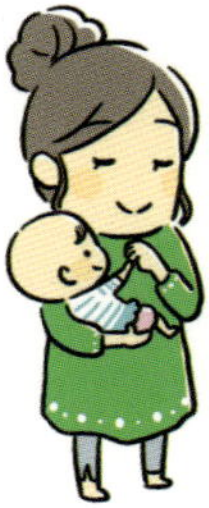

授乳中は水分が取られて
便秘になりがち。繊維を
たっぷり摂るといいよ

血虚 瘀血 痰湿

ほんのり甘くて体もぽかぽか

小豆茶

5分

材料 小豆…500g　熱湯…適量

作り方

1 保温ポットに小豆と熱湯を入れて軽くふり、お湯だけ捨てます。

2 1に再び熱湯を注ぎ、水筒などに小豆ごと入れ、一晩置きます。

3 茶こしで小豆をこしてカップに注いだらできあがり。

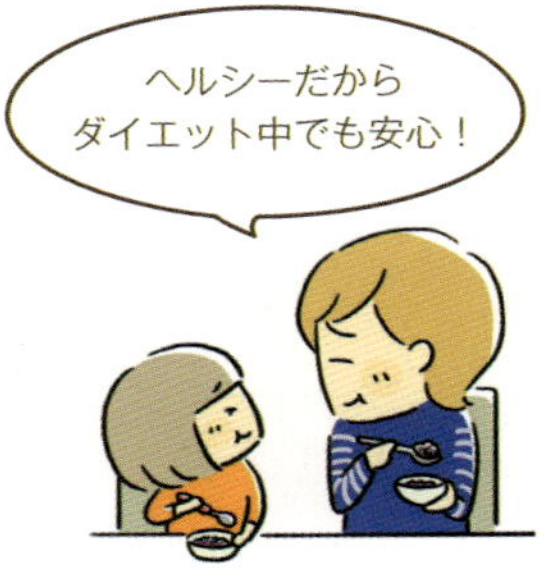

こした後の小豆は
はちみつやメープルシロップを
かけるとおやつに

こんな
悩みも改善⑤

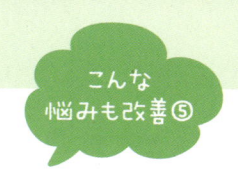

不妊

中医学では、ひどい月経痛やPMSを不妊の原因であると考えることがあります。それらの症状があれば、改善することが重要です。

毎日、基礎体温をつけましょう

漢方専門店では、体温変化から体が妊娠しやすい状態にあるかを確認します。その上で、状態が良くなければ改善できる方法を提案し、漢方薬を選びます。

不妊は女性だけの問題ではありません

男性は健康な精子をつくらなければなりません。精子はタンパク質でできています。熱に弱いため、飲酒、喫煙など体内に熱をためるようなことは避けましょう。サウナや熱い風呂なども避けてください。

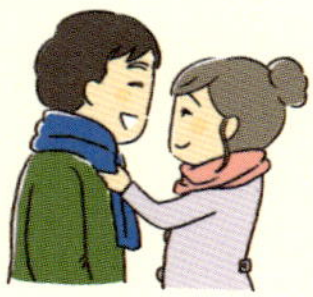

男女問わず気をつけてほしいこと

- 早く寝て体を休ませる
- 冷やさない
- 過労やストレスを避ける

体をほどよく温める

もっちりカリコリ くるみゆべし

15分

材料（4人分）

くるみ…50g	黒砂糖…50g	しょうゆ…大さじ 1/2
白玉粉…100g	水…130㎖	片栗粉…適量

作り方

1 ボウルに白玉粉と黒砂糖を入れて混ぜ合わせます。水を少しずつ加えて練り合わせ、しょうゆを加えて混ぜます。ラップをして電子レンジ（600W）で２分加熱し、よく混ぜます。

2 粗く砕いたくるみを加えて混ぜ、再び電子レンジ（600W）で２分加熱して混ぜます。粉っぽさがある場合は、短時間の加熱をくり返します。

3 片栗粉を敷いたバットに広げて粗熱を取り、好きな大きさに切ります。

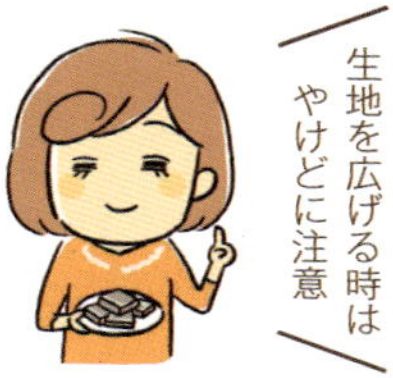

	五性	帰経	体質
くるみ	温	肺・腎	気虚・血虚・陰虚
黒砂糖	温	肝・脾	血虚・瘀血

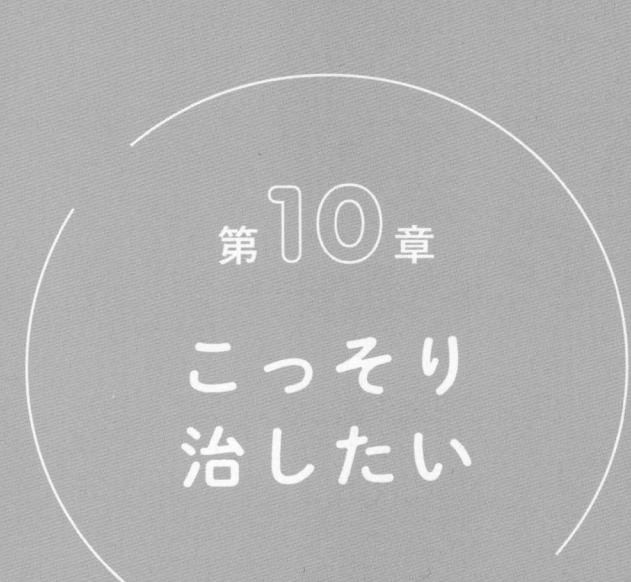

第10章

こっそり治したい

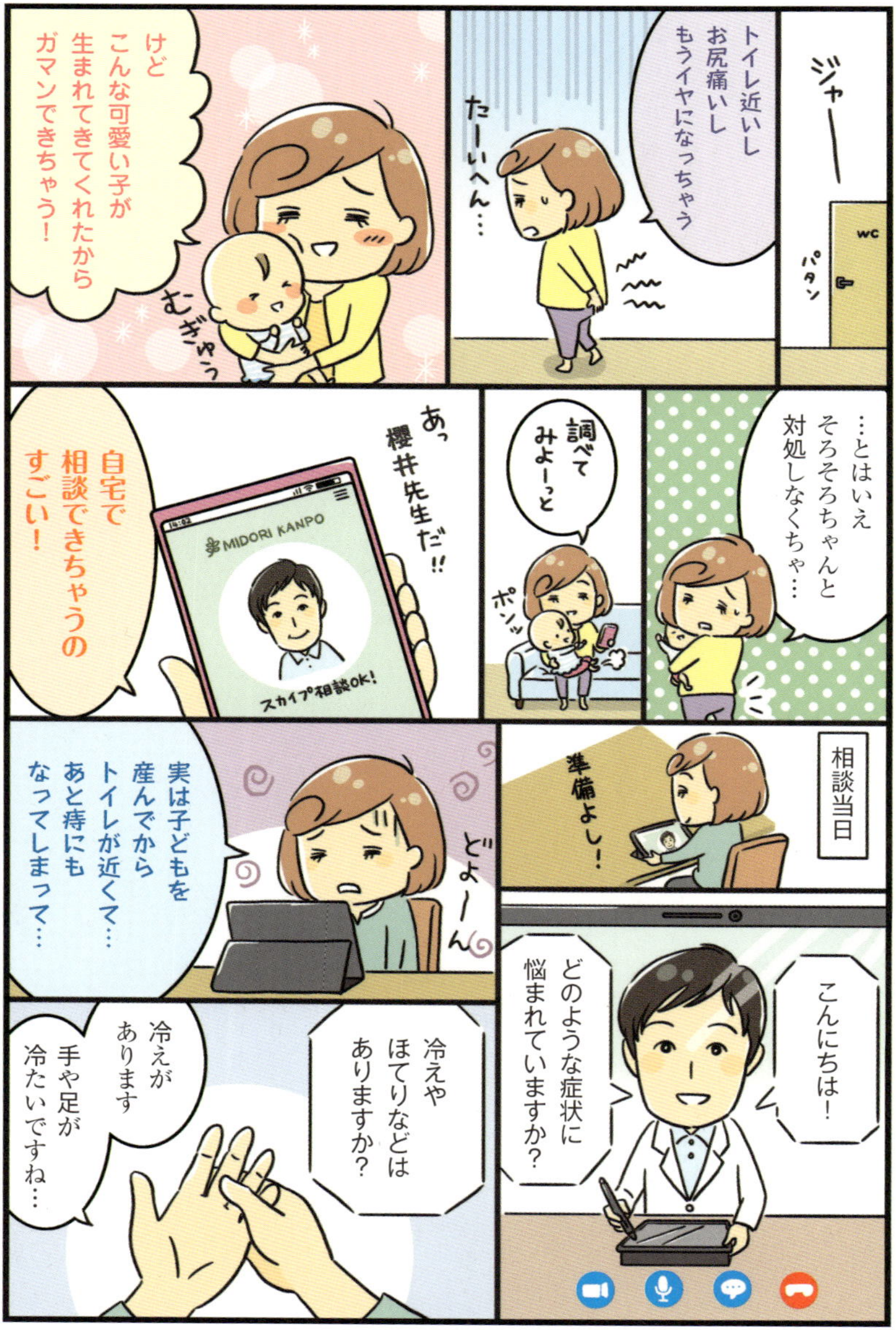
ジャーー
パタン
WC
トイレ近いし
お尻痛いし
もうイヤになっちゃう
たーいへん…
けど
こんな可愛い子が
生まれてきてくれたから
ガマンできちゃう！
むぎゅう
…とはいえ
そろそろちゃんと
対処しなくちゃ…
調べて
みよーっと
ポンッ
あっ
櫻井先生だ!!
MIDORI KANPO
スカイプ相談OK!
自宅で
相談できちゃうの
すごい！
相談当日
準備よし！
実は子どもを
産んでから
トイレが近くて…
あと痔にも
なってしまって…
どよーん
こんにちは！
どのような症状に
悩まれていますか？
冷えや
ほてりなどは
ありますか？
冷えが
あります
手や足が
冷たいですね…

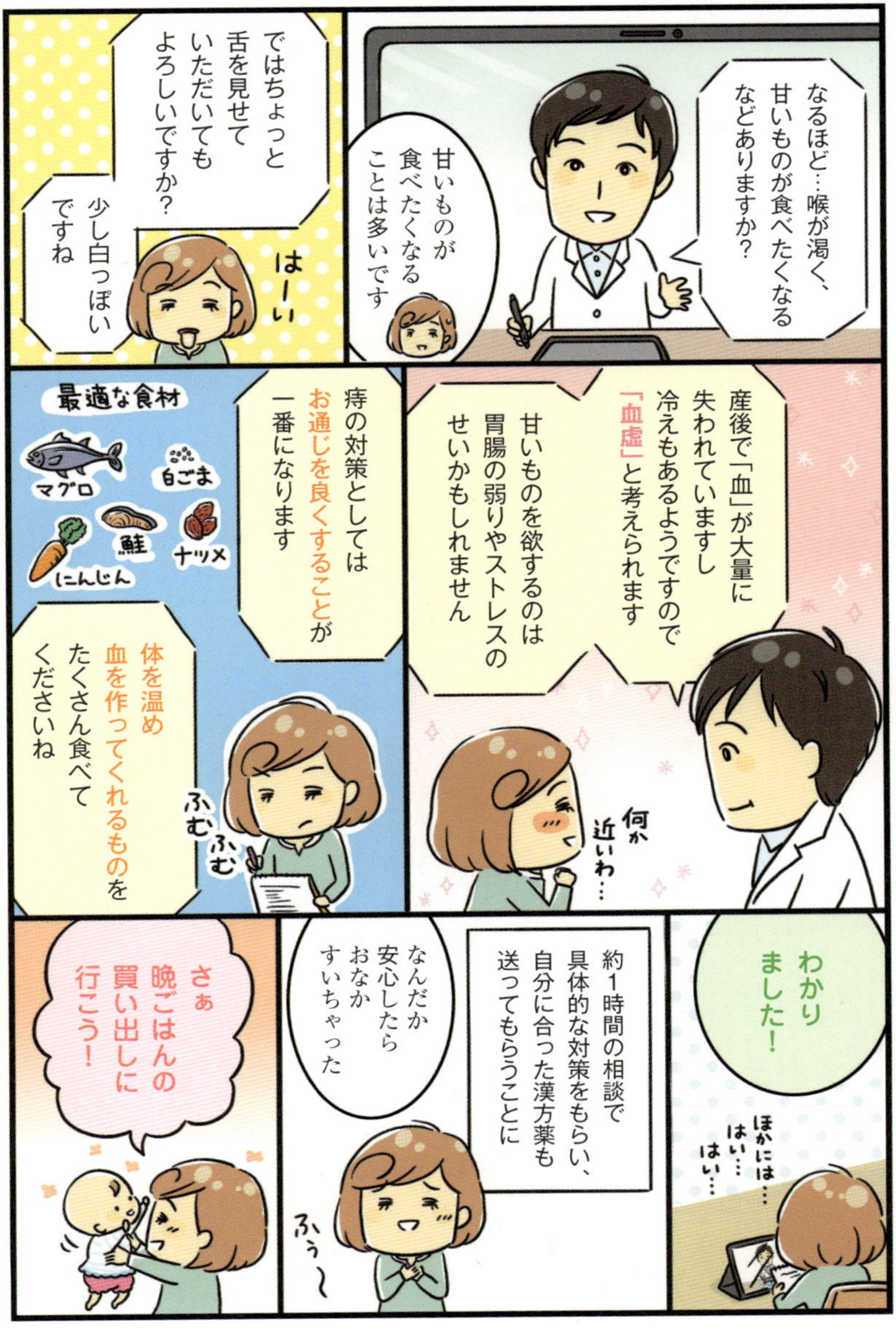
なるほど…喉が渇く、甘いものが食べたくなるなどありますか?
甘いものが食べたくなることは多いです
ではちょっと舌を見せていただいてもよろしいですか?
はーい
少し白っぽいですね
産後で「血」が大量に失われていますし冷えもあるようですので「血虚」と考えられます
甘いものを欲するのは胃腸の弱りやストレスのせいかもしれません
何か近いわ…
痔の対策としてはお通じを良くすることが一番になります
最適な食材
マグロ
白ごま
鮭
ナツメ
にんじん
体を温め血を作ってくれるものをたくさん食べてくださいね
ふむふむ
わかりました!
ほかには…
はい…
はい…
約1時間の相談で具体的な対策をもらい、自分に合った漢方薬も送ってもらうことに
なんだか安心したらおなかすいちゃった
ふぅ〜
さぁ晩ごはんの買い出しに行こう!

痔

食事と生活習慣を見直して体質改善

漢方では、痔は冷えと血流の悪さによって起こると考え、体質改善による解決を目指します。原因としては、長時間同じ姿勢でいること、妊娠・出産、ホルモンバランスの崩れ、便秘・下痢などが挙げられます。体を温め、血行を良くする食材を摂りましょう。便通を良くするために、食物繊維を多く含む食材も積極的に取り入れて。

よもぎ

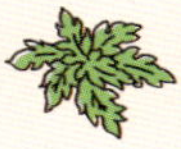

体を温め、血行を良くし、冷えからくる痛みを取り除きます。出血を止める作用があり、不正出血や血便、痔などにも有効です。中国では、生薬としても用いられています。

五性 温　帰経 肝・脾・腎
体質 瘀血

うど

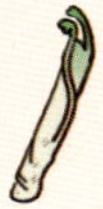

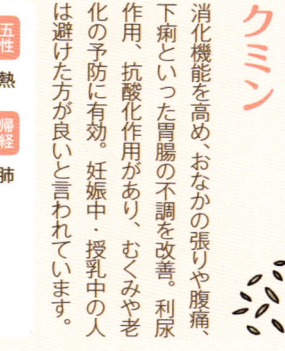

血流を促し、こりや関節痛を和らげてくれます。利尿作用があり、むくみや湿疹の改善にも有効です。根の部分は、「独活《どっかつ》」という漢方薬になります。

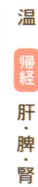

五性 温　帰経 肝・腎
体質 瘀血・痰湿

クミン

消化機能を高め、おなかの張りや腹痛、下痢といった胃腸の不調を改善。利尿作用、抗酸化作用があり、むくみや老化の予防に有効。妊娠中・授乳中の人は避けた方が良いと言われています。

五性 熱　帰経 肺
体質 気滞

バナナ

体内にこもった余分な熱を冷まし、腸や肺を潤します。老廃物を体外へ排出する働きがあり、便秘の改善に有効です。食べ過ぎると体を冷やすので注意してください。

五性 寒　帰経 脾・肺
体質 気虚・陰虚

気虚　血虚　瘀血　痰湿

血行を良くし、乾燥肌にも効果あり

うどの豚肉巻き

20分

材料（2人分）

うど…1/2本
豚肉（薄切り）…200g
油…適量
A［酒…大さじ2
　しょうゆ…大さじ5
A［みりん…大さじ1
　砂糖…大さじ3

作り方

1 うどは皮を剥いて千切りにして水にさらし、あくを抜き、しっかり水気を切ります。

2 うどに豚肉を巻き付け、油を熱したフライパンで焼きます。

3 2に混ぜたAを加え、煮絡めます。

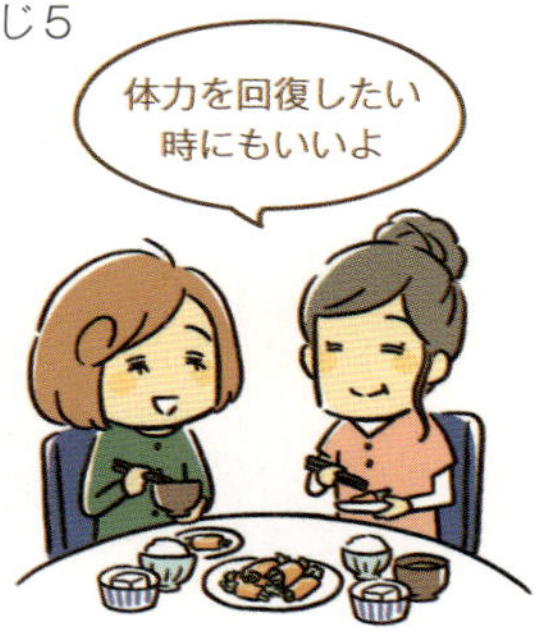
体力を回復したい
時にもいいよ

気虚　気滞　瘀血　痰湿

消化機能を高めて胃腸の調子を整える

クミンキャベツ

15分

材料（2人分）

キャベツ…1/4個
クミンシード…小さじ1
オリーブオイル…適量
A［にんにく（すりおろし）・塩…各適量
　黒こしょう…少々

作り方

1 キャベツは洗ってざく切りにしたあと塩（分量外）で揉み、5分程置いて水気を切ります。

2 オリーブオイルを熱したフライパンにクミンシードを入れ、弱火で熱します。香りがしてきたらキャベツを入れてふたをし、2分程蒸し焼きにします。

3 キャベツがやわらかくなったらAを入れ、味をなじませるように和えます。

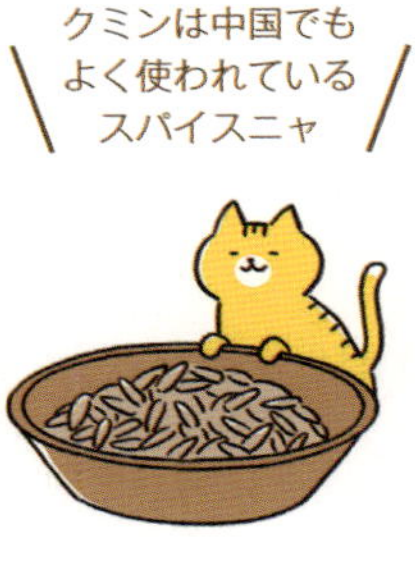
クミンは中国でも
よく使われている
スパイスニャ

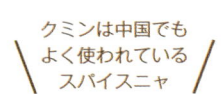

尿漏れ・頻尿

老化には腎が深くかかわっている

「くしゃみをしたら尿が漏れるようになった」「トイレに行く回数が増えた」など、加齢と共に現れる排尿トラブル。それは、腎が弱まってきたせいかもしれません。

腎が弱ると水分代謝がうまくできず、排尿に関するトラブルが起こりやすくなります。腎は冷えが大敵です。体を温め、腎に効く食材を摂りましょう。

やまいも

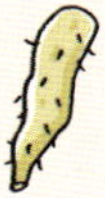

脾、肺、腎の機能を高めるため、頻尿、食欲不振、ぜんそく、疲労を改善します。生活習慣病予防にも有効です。中国では「山薬《さんやく》」という滋養強壮の薬として用いられています。

五性 平　帰経 脾・肺・腎
体質 気虚・陰虚

ブロッコリー

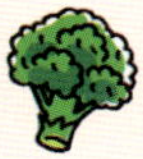

腎の働きを高め、胃腸を丈夫にしてくれます。抗酸化作用があり、免疫力を高め、老化を防止します。五臓に働きかけるため、虚弱体質の改善にも有効です。

五性 平　帰経 肝・脾・腎
体質 気虚・気滞

もち米

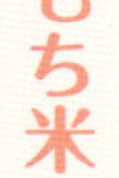

脾を補う食材で、体を温め、胃腸の働きを改善します。排泄を抑制する作用を持ち、頻尿にも効果的です。また、慢性的な疲労の回復も助けます。

五性 温　帰経 脾・肺
体質 気虚・気滞・陰虚

ぎんなん

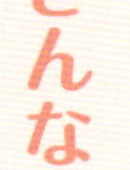

肺の機能を助けるため、咳や痰、慢性ぜんそくの改善に有効です。収れん作用があり、頻尿やおりもの過多に効果的です。食べ過ぎると食中毒になる恐れがあるので注意。

五性 平　帰経 肺・腎
体質 気虚・瘀血・陰虚

気虚　気滞　血虚　瘀血　陰虚　痰湿

頻尿も疲労も改善する

やまいものもっちりチーズ焼き

20分

材料（2人分）
やまいも…100g
れんこん…100g
玉ねぎ…1/4個
にんじん…1/4本
にら…1/4把
ミックスチーズ…80g
ごま油…適量
しょうゆ…適量
かつお節…少々

作り方
1 やまいもはすりおろし、れんこんは半分はすりおろして水を切り、もう半分は粗みじんにします。玉ねぎとにんじんはみじん切りにし、にらは食べやすい長さに切ります。

2 すりおろしたやまいもとれんこんを混ぜ合わせ、粗みじんにしたれんこんと、玉ねぎ、にんじん、にら、ミックスチーズを加えて混ぜます。

3 ごま油を熱したフライパンに**2**を流し込み、両面をこんがり焼きます。しょうゆを塗り、かつおぶしをかけます。

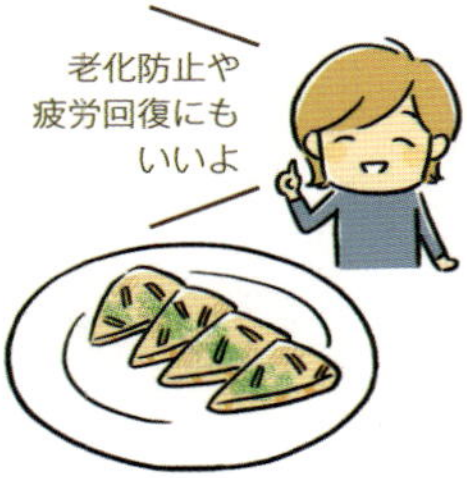

気虚　気滞

彩りよく免疫力も高める

ブロッコリーとえびのケチャマヨサラダ

15分

材料（2人分）
ブロッコリー…1/2株
えび…100g
塩…少々
A［ケチャップ…小さじ2
　マヨネーズ…大さじ1

作り方
1 ブロッコリーは洗って食べやすい大きさに分け、茎は短冊切りにします。えびは背わたを取り、ゆでて皮を剥きます。

2 ブロッコリーを耐熱容器に入れ、軽く塩をふってふんわりとラップをかけ、電子レンジ（600W）で3分加熱します。

3 **2**とえび、Aを混ぜ合わせます。

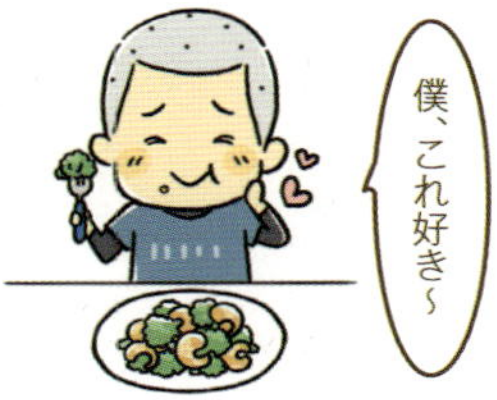

抜け毛

老化を防いで髪トラブルを改善

漢方では、毛髪のことを「血余《けつよ》」と呼び、血の一部が髪の毛になると考えられています。髪の毛を健康にするのは血ですので、腎をいたわりましょう。

腎が弱ると老化の進みが早まり、抜け毛や白髪だけでなく、記憶力低下や足腰の痛みなども出てきます。黒い色の食べ物や豆類、木の実などを積極的に摂ってください。

黒ごま

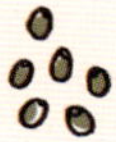

腎と肝の働きを補い、五臓の衰えを改善することから、「長生不老食」と呼ばれています。老化による髪や肌の乾燥、足腰の脱力感、めまいなどの改善に有効です。

五性 平　**帰経** 肝・脾・肺・腎

体質 血虚

黒豆

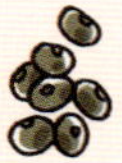

腎の働きを高め、精をつけます。老化防止や腰痛緩和、滋養強壮に効果的です。また、アントシアニンが含まれており、眼精疲労などを改善すると言われています。

五性 平　**帰経** 肝・脾・腎

体質 気虚・血虚・瘀血・痰湿

ひじき

カルシウムが豊富で、血を補います。抜け毛、乾燥肌、貧血の予防に効果的です。水分代謝をスムーズにするため、しこりやしびれ、痛み、むくみの改善も期待できます。

五性 寒　**帰経** 肝・腎

体質 気滞・血虚・瘀血・陰虚・痰湿

松の実

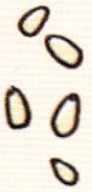

体内を潤す作用があり、毛髪や皮膚に潤いを与えます。空咳の改善や便秘の解消に効果的で、「海松子《かいしょうし》」という生薬として用いられています。滋養強壮や免疫力向上にも有効です。

五性 温　**帰経** 肝・肺

体質 気虚・血虚・瘀血・陰虚

血虚　瘀血　陰虚　痰湿

老化も便秘も予防する

ごぼうの黒ごま和え

10分

材　料（2人分）

ごぼう…1本
黒ごま…大さじ1

A
- めんつゆ（3倍濃縮）…大さじ2
- 砂糖…大さじ 1/2
- 水…大さじ4

作り方

1 ごぼうを乱切りにし、鍋にごぼうとAを入れて、中火で5分程煮ます。

2 すり鉢で黒ごまをすり、1を汁ごと入れ、混ぜ合わせます。

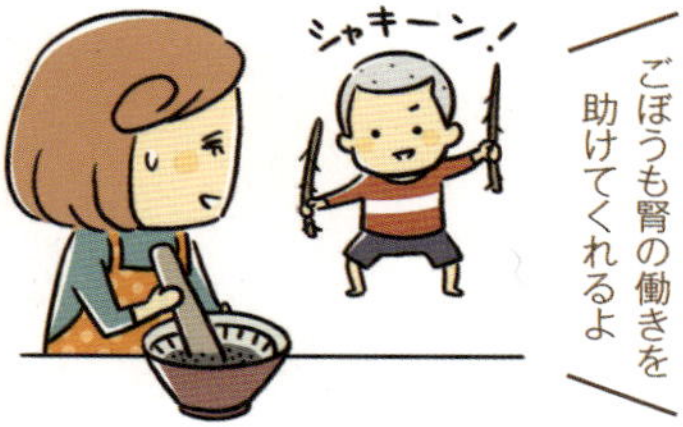
シャキーン！
ごぼうも腎の働きを
助けてくれるよ

気虚　血虚　瘀血　陰虚　痰湿

美髪と美肌を目指す

じゃがいものカナッペ 黒豆のせ

15分

材　料（2人分）

じゃがいも…1個
黒豆（蒸してあるもの）…適量
ミックスチーズ…適量
塩こしょう…適量

作り方

1 じゃがいもはきれいに洗ってラップで包み、電子レンジ（600W）で5分程加熱し5mmくらいの厚さに切ります。

2 オーブントースターのプレートにクッキングシートを敷き、じゃがいもを並べ、チーズと黒豆をのせ、塩こしょうをふります。

3 オーブントースターで約5分、チーズが溶けるまで焼きます。

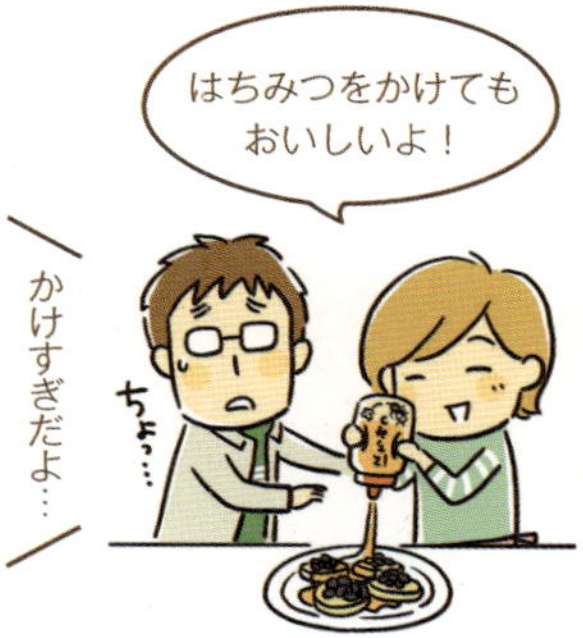
はちみつをかけても
おいしいよ！
かけすぎだよ…
ちょっ…

体臭・口臭

油っこいものを避け リラックスして過ごす

漢方では、体のにおいは不要物の蓄積や熱のこもりによって発生すると考えます。不要物は水分や甘いものの摂り過ぎにより溜まり、熱は辛過ぎるものの摂取やストレスによってこもります。また、油っこいものはどちらにも影響するので控えましょう。熱を冷まし、水分の代謝を良くする食材を摂取するようにしてください。

春菊

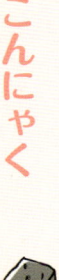

胃腸の機能を整え、胃もたれを改善し、口臭にも有効です。気の巡りを良くするので、むくみを改善し、咳をしずめてくれます。不眠やストレスにも効果的です。

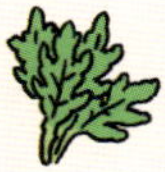

五性 平　帰経 肝・心・脾

体質 気滞・瘀血・痰湿

こんにゃく

利尿作用があり、膀胱炎などの改善が期待できます。食物繊維が豊富で整腸作用に優れており、ダイエットや生活習慣病予防にもおすすめの食材です。

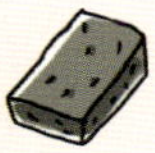

五性 寒　帰経 脾・肺

体質 気滞・瘀血

そば

体にこもった熱を取る作用があります。気や脾を補い、消化機能を高め、胃もたれや下痢・便秘を改善します。抗酸化作用があり、アンチエイジングも期待できます。

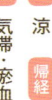

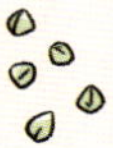

五性 涼　帰経 脾・肺

体質 気虚・気滞

ゆず

口臭は胃の不調から発生します。ゆずは胃の熱を冷まし、胃の不快感を和らげます。消化不良や二日酔いにも効果的です。咳や痰をしずめる作用もあり、喉の不快感を解消します。

五性 涼　帰経 心・脾

体質 気滞・瘀血

気滞　瘀血　陰虚　痰湿

口臭も胃もたれも予防する

春菊のナムル

10分

材　料（2人分）

春菊…1束

A［ごま油…大さじ1
　しょうゆ…小さじ1
　鶏がらスープの素…小さじ1
　白ごま…適量

作り方

1 春菊をサッとゆでて水気を切り、食べやすい大きさに切ります。

2 Aを混ぜ合わせ、春菊と和えます。

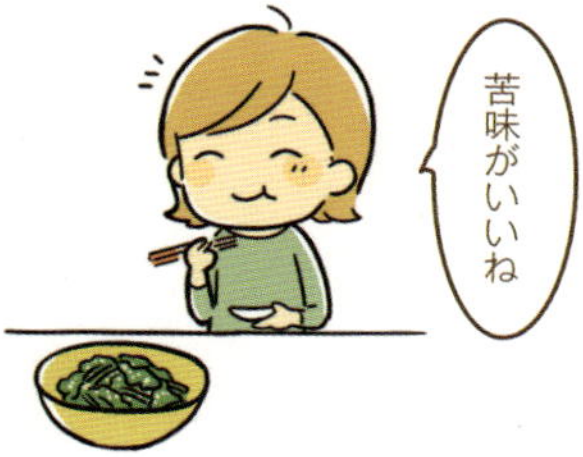
苦味がいいね

気虚　気滞　血虚　瘀血　陰虚

においを抑えて、おなかもスッキリ

こんにゃくとほうれん草の白和え（豆腐の水切り時間は除く）

15分

材　料（4人分）

こんにゃく…1/2枚

ほうれん草…1束

豆腐…1/2丁

A［白すりごま…大さじ2
　白味噌…大さじ1
　しょうゆ・砂糖…各小さじ1
　塩…少々

作り方

1 豆腐は水切りをしておきます。こんにゃくは細切りにして湯通しし、ほうれん草は食べやすい大きさに切ってゆでます。

2 Aを混ぜ合わせ、豆腐を加えて混ぜます。

3 **2**にこんにゃくとほうれん草を加えて和えます。

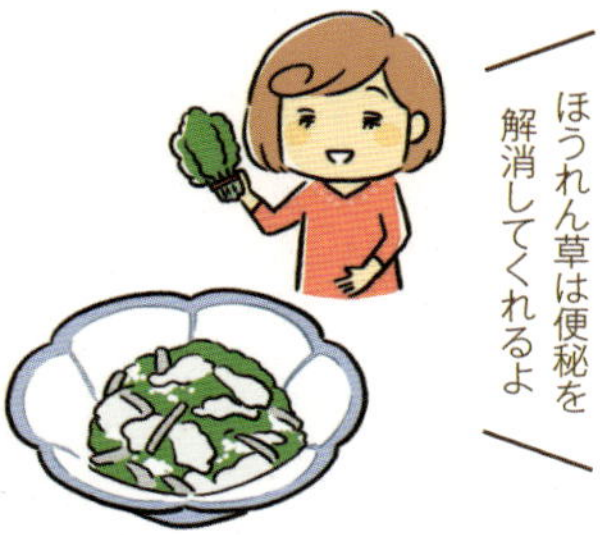
ほうれん草は便秘を
解消してくれるよ

多汗

自律神経が乱れると胃腸が弱る

体に熱がこもると、汗をよくかくようになります。発汗や体温に関するトラブルは、自律神経が弱っている証拠です。その要因としては、味の濃いものや油っこいものをよく食べる、睡眠不足、ストレス過多などが挙げられます。自律神経にかかわりが深いのは肝ですが、相克関係にある脾（胃腸）にアプローチしていくことになります。

さやいんげん

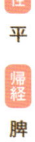

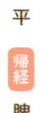

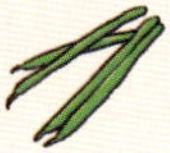

脾の機能を高め、食欲不振や胃もたれを改善します。また、湿度や暑さで消耗する気を補い、体内の血液や水分の巡りを良くするため、余分な水分の排出を促します。

五性　平　帰経　脾
体質　気虚・痰湿

ズッキーニ

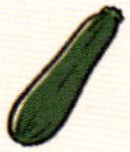

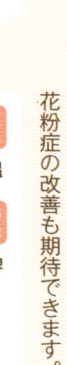

体内の熱を冷まし、潤いを与えます。喉を潤し、空咳の改善にも。また、肌も潤すことから、美肌も期待できます。おなかの張りやイライラの改善にも効果的です。

五性　寒　帰経　脾・腎
体質　陰虚

しいたけ

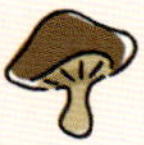

収れん作用があり、筋肉を引き締めるため、汗や尿などが過剰に出るのを抑えます。生より干したものの方が栄養価が高く、貧血や高血圧を改善する生薬としても用いられています。

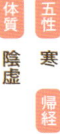

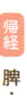

五性　平　帰経　脾・腎
体質　気虚

甘酒（麹）

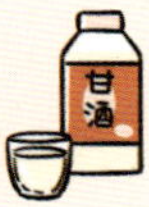

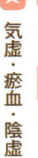

気を補い、血行を促進し、体を温めます。脾の機能を高めるため、食欲不振や消化不良に効果的です。胃腸の働きを助けて免疫力を高めるため、花粉症の改善も期待できます。

五性　温　帰経　脾
体質　気虚・瘀血・陰虚

気虚　血虚　痰湿

脾の機能を高め、潤いを与える

さやいんげんと豚肉のしょうが炒め

10分

材　料（2人分）

さやいんげん…10本
豚肉…150g
ごま油…適量
A［酒…大さじ1
　しょうが（チューブ）…3～4cm
　鶏がらスープの素…小さじ1

作り方

1 さやいんげんは半分の長さに切ります。豚肉は一口大に切ります。

2 フライパンにごま油を引き、豚肉を炒めます。

3 火が通ったらさやいんげんとAを加え、さらに炒めます。

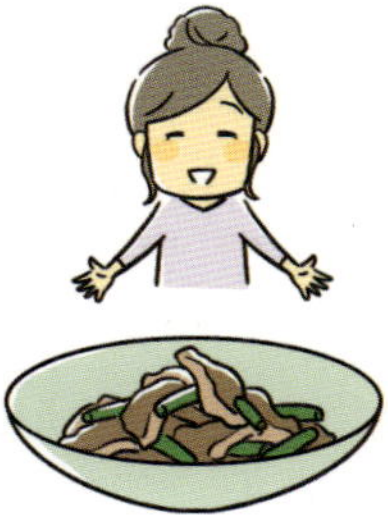
豚肉も気を補って
潤いを与えてくれるよ

気虚　血虚　陰虚　痰湿

熱を冷まして、食欲復活

ズッキーニとささみのあっさりポン酢焼き

10分

材　料（2人分）

ズッキーニ…1/2本
ささみ…3本
油…適量
ポン酢しょうゆ…大さじ4
塩こしょう…適量

作り方

1 ズッキーニは輪切りにします。ささみはそぎ切りにし、塩こしょうで下味を付けます。

2 熱したフライパンに油を引き、**1**を焼きます。

3 焼き色が付いたら、ポン酢しょうゆを入れて全体に絡めます。

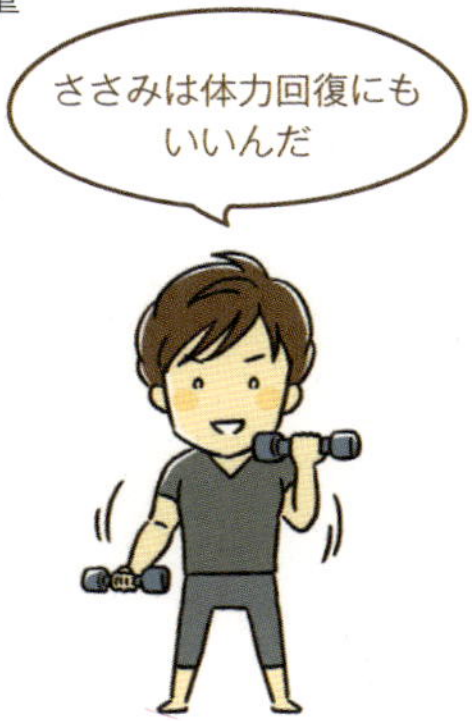
ささみは体力回復にも
いいんだ

インターネット電話で漢方相談

「遠方に住んでいる」「育児や介護で家から出られない」「相談内容をあまり人に知られたくない…」そんな時に便利なのが、インターネット電話（Skypeなど）による漢方相談です。多くの漢方専門店が行っていますので、各専門店のホームページで確認してください。漢方相談では、専門家が患者さんの状態を見ながら話をします。
おおよその流れは、以下のようになっています。

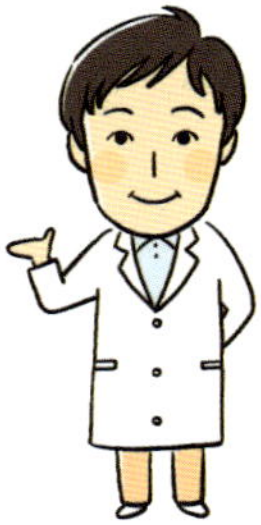

ミドリ薬品 漢方堂の場合

❶漢方相談予約フォームで予約

相談時に必要な情報を入力し、予約を取ります。

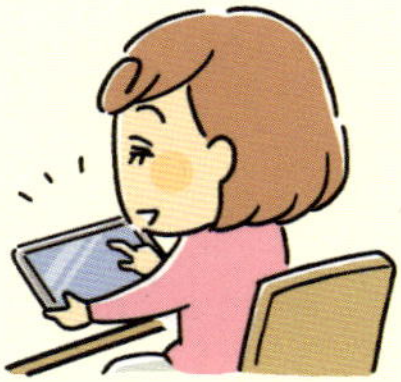

↓

❷相談日時決定

メールにより相談日時の連絡がきます。

↓

❸相談日当日

予約フォームに入力された情報と話の中でわかった症状、舌の状態を見て（舌診）、不調の原因を明らかにしていきます。改善につながる養生などについて解説し、症状に合わせた漢方薬を処方します（漢方薬は宅配便で配送）。

↓

❹次回の相談日を決めて終了

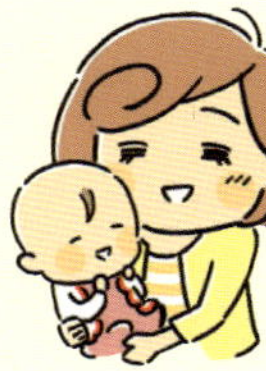

舌で健康状態がわかる「舌診《ぜっしん》」

漢方では、舌は「内臓の鏡」と言われています。漢方相談では、舌を見て体質や体調などを把握し、既往歴や生活習慣などの情報から不調の原因を探っていきます。

ピンク

正常

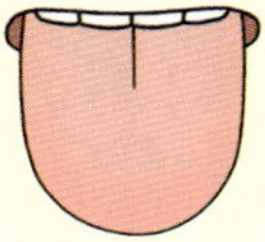

淡いピンク

気虚

舌の縁に歯の跡が付いている。ぼてっとして大きい。

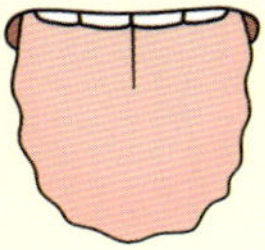

黄

気滞

舌の両側が赤い。黄色い舌苔《ぜったい》（舌に付いている苔状のもの）がある。

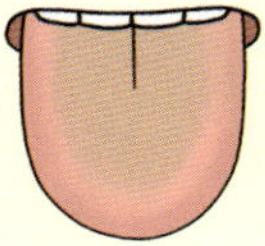

白

血虚

舌が小さい。白い舌苔がある。

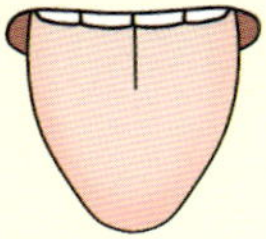

紫

瘀血

全体が紫色っぽい、もしくは紫の斑点がある。

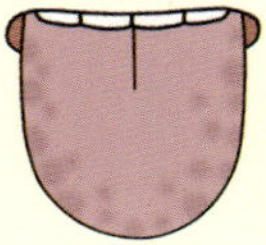

赤

陰虚

濃い赤色。あまり舌苔がなく、ひび割れたようになっていることがある。

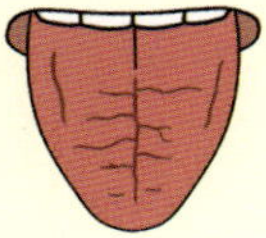

白もしくは黄

痰湿

白もしくは黄色の、べたっとした舌苔がある。ぼてっとして大きい。

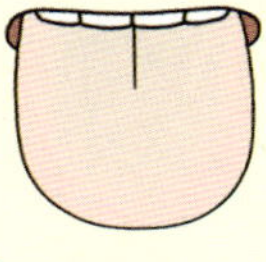

白　体内に余分な水分がある状態

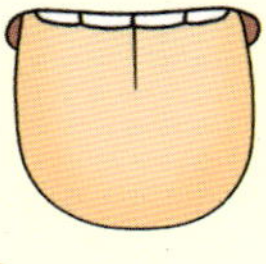

黄　体内で熱に変わるものが多い状態

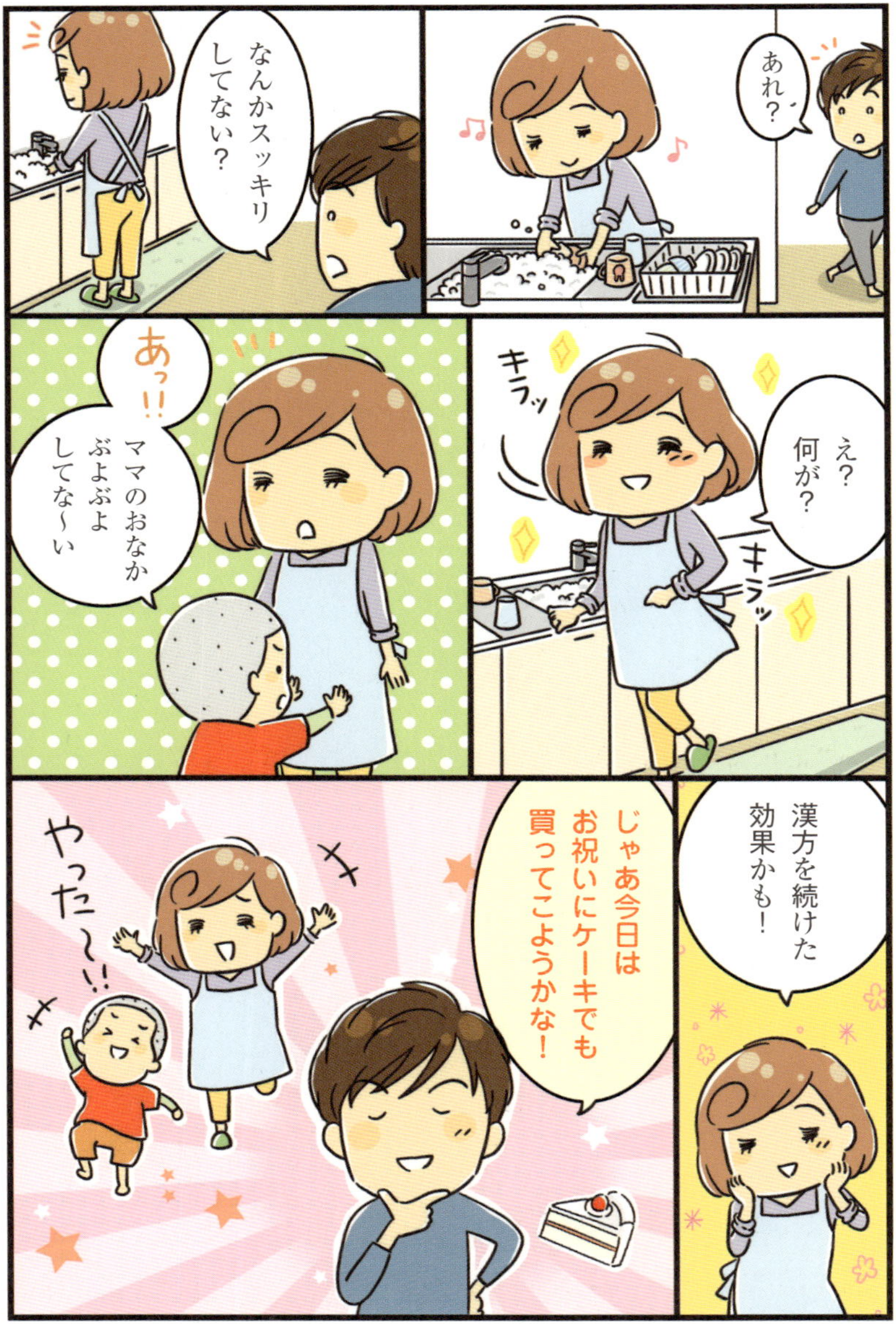
あれ？
なんかスッキリしてない？
キラッ
え？何が？
キラッ
あっ!!
ママのおなかぶよぶよしてな～い
漢方を続けた効果かも！
じゃあ今日はお祝いにケーキでも買ってこようかな！
やった～!!

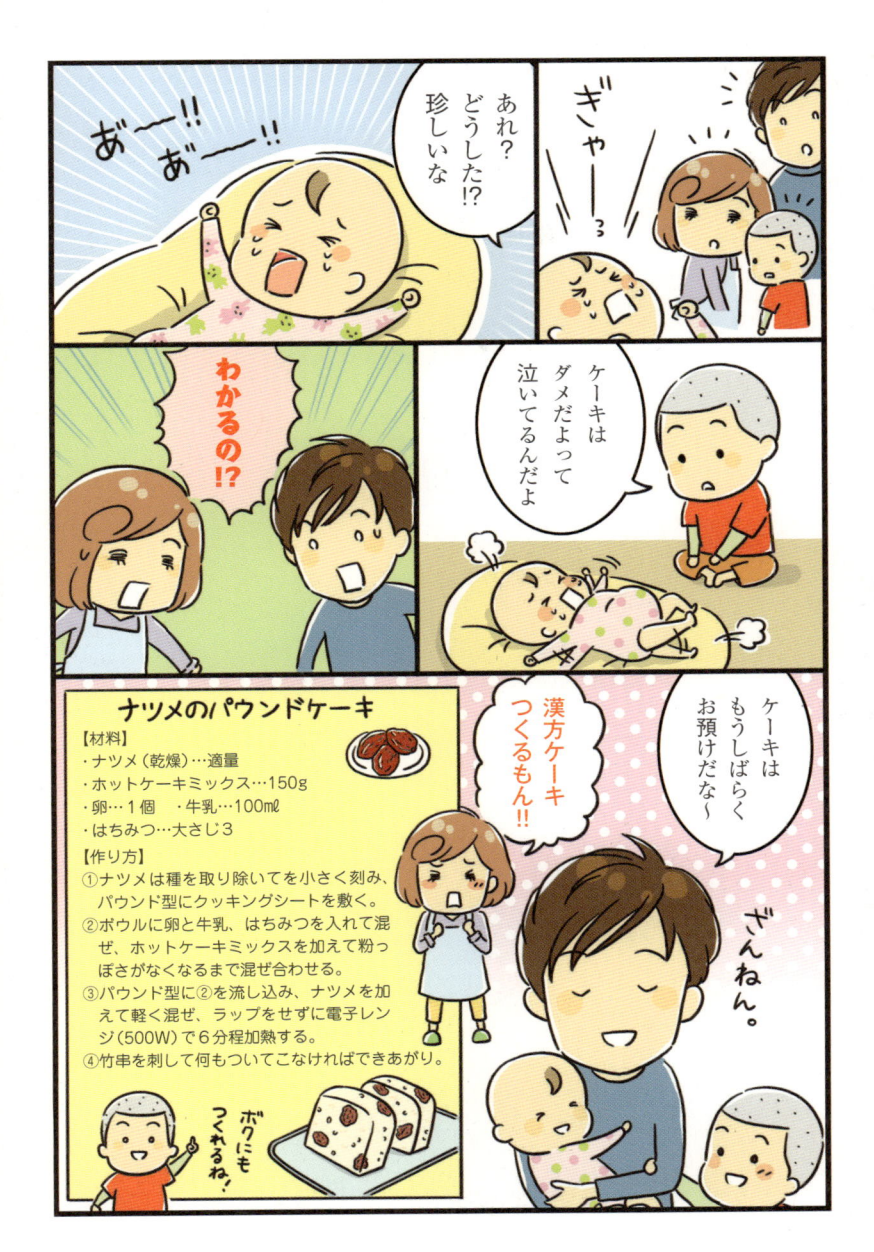

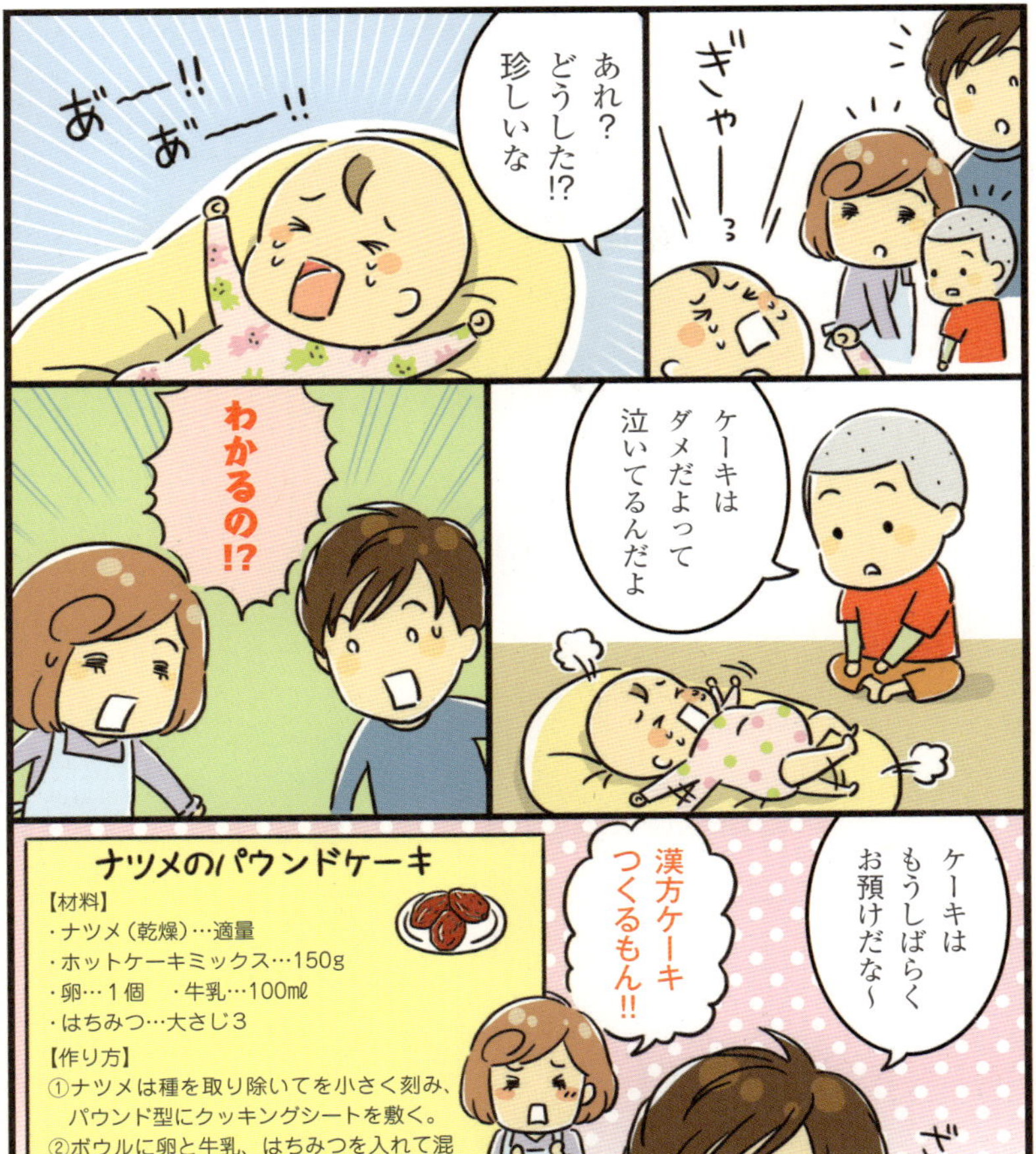
ギャー
あれ？どうした!?珍しいな
あ〜〜!!
あ〜〜!!
ケーキはダメだよって泣いてるんだよ
わかるの!?
ケーキはもうしばらくお預けだな〜
漢方ケーキつくるもん!!
ざんねん。
ナツメのパウンドケーキ
【材料】
・ナツメ（乾燥）…適量
・ホットケーキミックス…150g
・卵…１個　・牛乳…100㎖
・はちみつ…大さじ３
【作り方】
①ナツメは種を取り除いてを小さく刻み、パウンド型にクッキングシートを敷く。
②ボウルに卵と牛乳、はちみつを入れて混ぜ、ホットケーキミックスを加えて粉っぽさがなくなるまで混ぜ合わせる。
③パウンド型に②を流し込み、ナツメを加えて軽く混ぜ、ラップをせずに電子レンジ（500W）で６分程加熱する。
④竹串を刺して何もついてこなければできあがり。
ボクにもつくれるね！

食材さくいん

五味…酸・甘・辛・鹹・苦
五行…木・火・土・金・水

気虚

気滞

血虚

瘀血

体質別さくいん

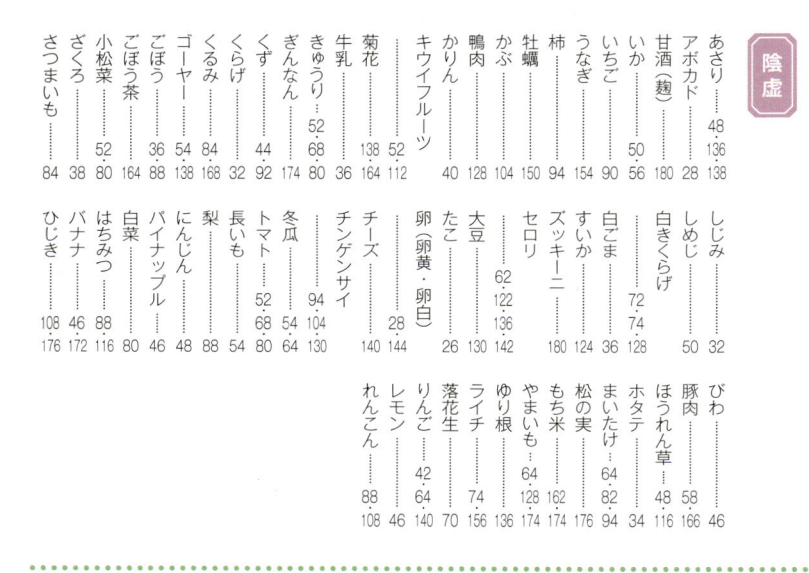

陰虚

痰湿

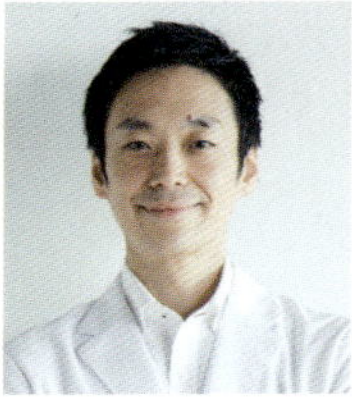

[監修] 櫻井大典（さくらい だいすけ）

国際中医専門員。

年間5,000名以上の相談をこなす漢方専門家。

アメリカ・カリフォルニア州立大学で心理学や代替医療を学び、帰国後、イスクラ中医薬研修塾で中医学を学ぶ。中国・首都医科大学附属北京中医医院や雲南省中医医院での研修を修了し、国際中医専門員A級資格取得。日本中医薬研究会に所属し、同志と共に定期的に漢方セミナーを開催。中医学の振興に努めている。

SNSにて日々発信される優しくわかりやすい養生情報は、これまでの漢方のイメージを払拭し、老若男女を問わず新たな漢方ユーザーを増やしている。

主な著書に『ミドリ薬品漢方堂のまいにち漢方』（ナツメ社）、『つぶやき養生』（幻冬舎）、『こころとからだに効く！ ゆるゆる漢方生活』（ワニブックス）などがある。

Twitterアカウント　櫻井大典　@PandaKanpo

[主な参考文献]
ミドリ薬品漢方堂のまいにち漢方 体と心をいたわる365のコツ／櫻井大典（ナツメ社）
ミドリ薬品漢方堂のまいにち漢方食材帖／櫻井大典（ナツメ社）
つぶやき養生／櫻井大典（幻冬舎）
体をおいしくととのえる！ 食べる漢方／櫻井大典監修（マガジンハウス）
ねこ先生トト・ノエルに教わる ゆるゆる健康法／櫻井大典監修（KADOKAWA）
毎日使える 薬膳&漢方の食材事典／阪口珠未（ナツメ社）
毎日役立つ からだにやさしい 薬膳・漢方の食材帳／薬日本堂監修（実業之日本社）
漢方をはじめよう／杏仁美友監修（成美堂出版）
台所漢方 食材&薬膳手帳／根本幸夫（池田書店）
いつもの食材 漢方 効能&レシピ帖 毎日の食卓で健康生活／早乙女孝子（つちや書店）
増補新版 薬膳・漢方 食材&食べ合わせ手帖／喩静、植木もも子監修（西東社）

監修　櫻井大典
イラスト　ねこまき（にゃんとまた旅）
装丁デザイン　宮下ヨシヲ（サイフォン グラフィカ）
本文デザイン　渡辺靖子（リベラル社）
編集　山中裕加（リベラル社）
編集協力　宇野真梨子・河合ひろみ
編集人　伊藤光恵（リベラル社）
営業　澤順二（リベラル社）

編集部　堀友香・山田吉之・須田菜乃
営業部　津村卓・津田滋春・廣田修・青木ちはる・大野勝司・竹本健志
制作・営業コーディネーター　仲野進

クスリごはん ゆるゆる漢方

2019年12月21日　初版

編　集　リベラル社
発行者　隅田 直樹
発行所　株式会社 リベラル社
〒460-0008 名古屋市中区栄3-7-9 新鏡栄ビル8F
TEL 052-261-9101　FAX 052-261-9134　http://liberalsya.com
発　売　株式会社 星雲社
〒112-0005 東京都文京区水道1-3-30
TEL 03-3868-3275

 ISBN978-4-434-26824-3